L'IDENTITÉ EN QUESTIONS...
APPORTS DE LA SOPHROLOGIE

5-7, rue de l'École-Polytechnique, 75005 Paris

http://www.editions-harmattan.fr

ISBN : 978-2-343-19509-4
EAN : 9782343195094

XXXXXe Congrès
de la Société Française de Sophrologie

L'identité en questions... Apports de la sophrologie

Sous la direction de
Jean-François FORTUNA
et Claude CHATILLON
avec la collaboration de
Claudie TERK-CHALANSET

L'Harmattan

Autres publications de la SFS aux éditions L'Harmattan :

La sophrologie face aux difficultés de la vie
Dépressions et chemins de vie
L'hystérie dans tous ses états
Les différents modes d'être au temps
L'amour au temps des thérapies
Violences...
Les images en sophrologie
La sophrologie face au changement
Sophrologie et Créativité
Sophrologie et Addictions
La place de la Sophrologie dans l'avenir de notre société
Sophrologie et Estime de soi
Le sophrologue face aux attentes du sujet en crise
Sophrologie sans Frontières
Sophrologie et Vie quotidienne
Traumatismes et Résilience
Le temps des émotions
Corps Conscience Inconscient
Les avancées cliniques et théoriques de la Sophrologie

OUVERTURE du CONGRÈS

Mme Claude CHATILLON, Présidente

L'identité : sa place, sa construction sa créativité, son devenir, voici le thème retenu pour ce congrès à l'heure où la Sophrologie elle-même devrait s'interroger sur son identité.

Quête, perte ou crise d'identité, cette notion d'un emploi si courant est pourtant difficile à cerner tant sa définition même touche à de multiples domaines : personnel, culturel, social, sexuel…

Faite de multiples appartenances transmises ou acquises qui forment un « tout » qui nous constitue, il nous faut les harmoniser pour sortir du dilemme – se nier soi-même ou nier l'autre – car si l'on touche à l'une d'entre elles c'est tout notre être qui vibre.

Vaste et délicat sujet car c'est en son nom qu'à toutes les époques et jusqu'à nos jours c'est souvent par la violence que chaque identité s'exprime et se revendique comme la seule acceptable.

C'est pourquoi ce 50e Congrès de la Société Française de Sophrologie s'y intéresse, rejoignant ainsi un questionnement crucial de notre époque et une actualité qui s'est invitée sur ce thème.

Ces journées seront l'occasion d'entendre et de partager des conférences et réflexions autour de la question du **corps** interrogé, transformé ou malmené, de la **conscience** comme expérience de soi, pensée et vécue, des **adaptations** nécessaires, parfois imposées, toujours difficiles.

Nous pourrons vivre aussi des **pratiques** centrées sur notre identité corporelle, socle de la présence à soi, de la confiance en soi, ou de l'estime de soi, notions très présentes et toujours en question dans nos consultations.

Bon Congrès à tous.

PRÉSENTATION ET RÉSUMÉS DES INTERVENTIONS

« *La quête de l'identité, la crise de l'identité, la perte de l'identité sont au cœur des recherches et des préoccupations de notre temps* », disait Claude Lévi-Strauss dans son ouvrage *L'Identité*, paru en 1977.

Qu'en est-il aujourd'hui ?

Ce thème intéresse et interroge la sophrologie aux différentes étapes du développement de l'individu face aux épreuves qu'il traverse dans son environnement, sa culture, son parcours de vie, de la naissance à la mort.

Entre « *l'identité qui vient du dehors et celle que nous-mêmes essayons d'établir du dedans* », là réside le questionnement pour Claude Lévi-Strauss.

À la suite de celui-ci Françoise Héritier, anthropologue, insiste sur la définition sociale : pour elle, ce qui s'incarne dans un individu, c'est une place, un nom, un rôle, un statut ; nous dirions presque aujourd'hui « *des papiers d'identité* » mais elle fait aussi la part belle au corps, se battant pour affirmer les droits des femmes en montrant que les différences sexuées sont fondatrices de toute pensée.

La recherche en neurosciences nous apporte de nouvelles directions quant à nos techniques et viennent renforcer les notions d'homéostasie, la place de l'intentionnalité, la bienveillance, pivots essentiels de nos démarches.

Les différents domaines pluriels de l'identité ont été abordés lors de ce congrès :

- Identité, concepts philosophiques et enjeux de société, neurosciences : la place de l'individu, sa construction identitaire, sa culture, ses facultés d'adaptation.

- Quand, comment intervient la sophrologie face au devenir de l'identité et ses aléas, sexualités, addictions, monde virtuel.
- La place du corps dans la construction identitaire : l'estime et l'image de soi aux différents âges de la vie.
- Identité, spécificité, inventivité, créativité, poésie de la sophrologie.

Chercheurs, philosophes, professionnels se rencontrent autour de ce thème de « *l'identité* » qui est une nouvelle fois l'occasion d'enrichir nos pratiques de sophrologie qui, nous en sommes persuadés, sont des bulles d'oxygène pour la souffrance humaine.

Un congrès où chaque professionnel de santé, trouvera un nouveau regard, une réflexion, un renforcement certainement ! qui viendront consolider ses convictions pour une santé augmentée et de qualité !

Après l'ouverture du Congrès par la Présidente, **Madame Claude CHATILLON**, un hommage est rendu à Jacques DONNARS, ancien président de la S.F.S., décédé en juillet 2018, par son fils **Alain DONNARS**, et également **Yannick JOUAN** et **Benoit FOUCHÉ**.

La première intervention est celle d'**Alice CHALANSET**, qui aborde cette injonction énigmatique : ***« Deviens ce que tu es », les sources philosophiques de cet impératif contemporain « être soi-même »***, et de la signification de cet adage « *Deviens ce que tu es* » dans la philosophie grecque.

Question de Socrate *: Qu'est-ce que* l'homme ? Quel est *le propre* de l'homme ?

La question « *qu'est-ce que* » est bien celle de l'*identité,* mais de l'identité de « *l'homme* » en tant qu'homme – et non de chacun en tant qu'individu.

Et la recherche philosophique est orientée, non vers un projet d'épanouissement *« personnel »* comme on l'entendrait aujourd'hui, mais de la pleine réalisation-incarnation par chacun de ce que nous pourrions appeler une *« certaine idée de l'homme ».*

C'est ensuite **Philippe PAQUIER** qui pose la question de ***« L'identité ou l'expérience de soi. La fondation du moi dans une perspective phénoménologique »***.

L'identité est un concept qui répond au niveau communautaire du soi psychologique de l'individu. L'intention de cette contribution est de rappeler, d'un point de vue phénoménologique, comment le sujet fait l'expérience de lui-même.

Ayant mis hors-jeu les aspects déclaratifs de l'identité en termes de contenus, nous verrons comment se présente structurellement l'expérience d'un moi. À partir de la phénoménologie husserlienne, nous suivrons sa constitution sur le plan statique, le *Je* qui accompagne par essence le cogito cartésien. Puis, sur le plan génétique, nous verrons comment ce *Je* se connaît par le souvenir. Enfin, comment il se dépasse dans l'anticipation imageante de lui-même sur le plan génératif.

Nous terminerons en rappelant l'affection, pour soi-même et pour autrui, que contient toute expérience fondatrice de l'image de soi.

Puis **Benoit FOUCHÉ** nous apporte le point de vue des neurosciences dans sa communication ***« L'identité en sophrologie, la conscience de soi vue par les neurosciences et le vécu de soi en état sophronique »***

L'identité, c'est se poser la question : « *Qui suis-je ?* ».

Nous sommes une identité sociale : notre milieu, notre culture, notre famille, notre profession.

La sophrologie cherche plutôt à affirmer notre identité par rapport à notre vie intérieure.

Quelles sont mes émotions, mes sentiments, mes passions, mes représentations mentales habituelles ? Quelle sensation, j'ai de mon propre corps. Notre identité n'est pas la même, si je suis vieux et vouté ou si je suis jeune et prêt à courir.

Comme sophrologue, nous pouvons apprendre des neurosciences quelque chose du fonctionnement de notre vie intérieure qui articule les pensées, les émotions et les sensations.

Luc STRENNA, avec ***« Ecce corpus », voici le corps ou comment la pensée occidentale »***, nous emmène dans une promenade, à la confluence entre la philosophie, les sciences humaines et les sciences de la nature, qui s'articule d'abord autour de la distinction classique entre avoir un corps et être son corps, avec une attention toute particulière portée aux affects, comme cri du corps. Le corps est ensuite pensé comme intersection entre nature et culture, ce qui pourrait représenter une définition de l'homme en général. Les différentes pratiques corporelles et la nudité y sont, par exemple, interrogées. Ainsi, il est montré à quel point le souci du corps est essentiel pour comprendre et construire sa propre identité et parcourt la culture occidentale, dans une extrême ambivalence.

Claudie TERK-CHALANSET nous parle ensuite de ***« Visage et Identité : leurs métamorphoses. Chirurgie esthétique et thérapie comme une possible métaphore l'une de l'autre »***.

L'Identité en question…

Alors, des demandes de corrections, des corrections les plus minimes à différentes phases de l'enfance, à celles de l'adolescence consistant, véritable chirurgie sans bistouri, en un long traitement orthodontique, impliquant un rapport répété, régulier avec un praticien, et qui nous a semblé dans bien des cas un rite initiatique, jusqu'à, comme le dit David le Breton, ces demandes de personnes qui ne veulent plus se reconnaître dans le visage de leurs propres parents, la modification d'un détail anatomique, leur en semblant la solution ….

Où se situent les frontières thérapeutiques ?

Quels liens et implications réciproques avec le psychisme et donc l'identité ?

Puis **Nathalie ROUX** aborde un sujet sensible et intime, ***« lorsque le corps devient territoire de violence »***.

Pour terminer la première journée, **Isabelle FONTAINE** nous invite à partager son expérience personnelle dans ***« Immigration, bouleversements de l'identité. Adaptation, un peu, beaucoup... ou pas du tout »***

C'est à travers l'histoire d'une petite fille de quatre ans qu'elle a décidé de nous parler de « l'immigration, des bouleversements de l'identité et de ses processus d'adaptation ».

Une petite fille qui est née à Lisbonne, dans un pays, où le thermomètre ne descend jamais en dessous de 12° et qui arrive en plein mois de décembre 1963 en France, durant les trente glorieuses ; la neige recouvre le sol, et au bout de ce voyage interminable, un lieu noir, qui sent mauvais, de la boue partout, des maisons de « briques » et de broc, qui menacent de s'écrouler à chaque tempête ! Des « baraques », on appelle ça un « bidonville » !

La deuxième journée commence par une ***« Promenade philosophique de quelques belles sources vers une réflexion actuelle sur la sophro-pédagogie »*** que nous propose **Corinne GOFFAUX-DOGNIEZ.**

À partir de l'œuvre de quatre auteurs mythiques : Henri Wallon, Françoise Dolto, Jean Piaget et Mélanie Klein, elle les situe dans leur contexte, et présente l'importance historique de leur œuvre qui a un impact encore actuellement. Elle ouvre ensuite un espace de réflexion sur le lien avec la sophrologie, la réalité pratique en général, la pratique actuelle en particulier, les espoirs, la direction souhaitable…

Puis **Bénédicte de MONTENAY** nous présente un cas clinique dans sa communication ***« De la sophrologie à la psychothérapie ou une peur d'identification paternelle ».***

Évocation d'un cas clinique en Sophrothérapie (homme, 43 ans).

Demande initiale pour pulsions alimentaires : Perte de poids significative (15 kg) sur plusieurs mois, associée à un suivi médical (endocrinologue). Décompensation qui ouvre la voie de la Psychothérapie La peur identitaire (peur d'avoir la maladie du père : PMD).

Appui sur d'autres modèles masculins à l'adolescence qui en fait sont culpabilisés pendant 26 ans par loyauté inconsciente au père. 2 protocoles décisifs en Sophrologie servent de révélateur de la problématique.

Claudine DENNER évoque ensuite son expérience personnelle dans ***« L'Identité en reconstruction en cancérologie. Dialectique des processus de la maladie et de la guérison ».***

Sophrologue depuis 1993, c'est à partir de son expérience du cancer en tant que patiente partenaire et praticienne de plusieurs approches thérapeutiques qu'elle témoigne ici de la question de l'identité dans les processus de la maladie et de la guérison.

L'annonce du cancer est le plus souvent une déflagration.

Comment se rétablir et reconstruire son identité à partir de cette maladie qui dépouille l'individu de toutes ses peaux identitaires ?

Consolidée par ce chemin, elle considère que la sophrologie qu'elle pratique et partage aujourd'hui s'est enrichie à intégrer les apports de cette expérience.

C'est ainsi qu'elle nous propose de cheminer ensemble dans cette dialectique des processus de reconstruction de l'identité qui passera alternativement de l'expérience singulière à celle de l'expérience plurielle et collective.

Michèle DECLERCK aborde ***« Les cas limites ou l'identité impossible »*** qui selon elle sont ***un défi majeur proposé à nos interventions thérapeutiques... et quelques raisons de ne pas abandonner.***

Les cas-limites : un butoir pour toutes les thérapies, quelles qu'elles soient.

Un espoir du côté des neurosciences à partir de notions telles que connections neuronales, plasticité cérébrale, conscience-étendue, sentiment d'être soi (Cf. Damasio).

Jusqu'où et à quelles conditions ?

Puis **Gérard THOURAILLE** nous a parlé des ***« Dynamiques de l'Identité, Je est un autre »***.

Pour terminer, **Xavier BORRIGLIONE** a abordé le thème des ***« Cultures locales, Identité et Sophrologie : Dépasser les clivages à travers l'ouverture et l'enrichissement mutuel ».***

La quête de l'identité culturelle et surtout la crainte de sa perte, sont au cœur des préoccupations des citoyens en France, en

Europe et bien au-delà. Socialement, cette quête et surtout cette crainte rendent particulièrement clivante, et parfois inquiétante, la notion d'identité culturelle.

Pourtant, les cultures locales portent un formidable potentiel d'enrichissement des individus et des groupes d'individus entre eux.

Cette intervention a pour but de préciser en quoi la défense des identités culturelles peut s'avérer problématique, mais aussi combien la disparition des cultures locales peut affecter la constitution de l'identité d'un individu. Enfin nous verrons qu'il existe heureusement des possibilités de promouvoir les cultures locales dans l'ouverture, en lien avec une vision sophrologique de la construction identitaire.

En clôture du congrès, **Claudie TERK-CHALANSET** a chaleureusement remercié tous ceux qui ont contribué à la réussite de ces deux journées enrichissantes.

HOMMAGE À JACQUES DONNARS PAR SON FILS, ALAIN DONNARS

Né en 1945, j'ai 26 ans de moins que le Docteur Jacques Donnars. Je suis son fils aîné, nous étions, nous sommes toujours trois, toujours vivants. Ma sœur, peut-être plus connue, la seconde : psychiatre psychanalyste SPP psychosomaticienne et mon frère psychosociologue qui a dirigé, qui dirige encore d'ailleurs, une sorte de phalanstère au bord de ce que les Charentais appellent la mer et que nous appelons à Paris la Gironde.

Jacques Donnars, né en septembre 1919 et décédé en juillet 2018, est un médecin marqué par l'emprise de Bachelard qui se disait psychanalyste et qui, à partir de l'édification de la raison, au siècle des Lumières, a été le grand poète des quatre éléments. Il me semble que pour illustrer « *La terre et la rêverie du repos* », on pourrait rappeler les deux vers d'Alfred de Vigny dans son « Moïse » : « *Ô Seigneur ! J'ai vécu puissant et solitaire, laissez-moi m'endormir du sommeil de la terre* ». Plus que Jung ou Desoille, Gaston Bachelard a donné une place aux techniques d'imagerie mentale, mais c'est bien Jacques Donnars qui a voulu les faire pratiquer en groupe sous le nom de « *méditation transpersonnelle du 2e degré* ».

Curieusement, cependant, en bon fils d'une mère adepte de la méthode Coué, il gardait un attachement pour des travaux qui nous semblent maintenant un peu désuets, tels « *l'extériorisation de la sensibilité* », que la BNF a republié récemment[1].

Caycedo, de son côté, fondateur du mot « *sofrologia* », dans la suite des travaux de l'historien madrilène Lain Entralgo, a bâti

[1] Henri Atlan, auteur d'un dialogue remarquable entre la pensée de Spinoza et les neurosciences modernes (le *body-mind* des Américains) pourrait, s'il l'osait, remarquer une certaine continuité de pensée avec William James qui, au-delà de son « Précis de Psychologie », a cru pouvoir ouvrir le débat avec des sociétés ayant pour objet les études des phénomènes spirites.

sa RDC II sur le Schultz supérieur, plus connu sans doute par les travaux canadiens de Luthe.

Pendant les années du nazisme, comme nous le rappelle Geofrey Cocks, Schultz a créé une thérapie non médicale, pratiquée par des « Heilpraktiker », permettant ainsi à un des officiers de la Wehrmacht en état de stress traumatique d'échapper à la mort que subissaient les officiers diagnostiqués « malades mentaux » par un psychiatre.

Mais, à la différence de Caycedo, Jacques Donnars insistait sur la pluralité du *logos*, selon qu'il émanait du sophrologue ou inventé de façon autogène par le sophronisant. Il montrait ainsi, par un dessin de trois sphères, que la langue s'exprimait à partir de la tête, s'imposait au cœur et était beaucoup moins reçue par le ventre. Je le répète, la langue, la langue vernaculaire du sophrologue était doublée par le langage intérieur de celui qu'il appelait pour cela le sophronisant, dépassant ainsi des conceptions que Lacan pensait emprunter à Hegel dans sa « *Dialectique du maître et de l'exclave* » et qu'il résumait avec l'aphorisme « *ou je ne suis pas ou je ne jouis pas* ».

Vous pourrez sans doute, comme il l'a souvent tenté, rapprocher cette lecture de celle des visions mystiques de Hildegarde de Bingen, aussi de Sainte Thérèse d'Avila et de Saint Jean de la Croix. Ces mystiques, dans leur mise en récit vernaculaire, allient avec dextérité des références à la parole de Dieu et à un « je suis » qui leur vient d'eux-mêmes. Jacques Donnars aimait citer Jacques Maître, au-delà des études carmélitaines qui avec son maître en neurologie Jean Lhermitte, avait cru pouvoir différencier les mystiques et les faux mystiques. Il se rapprochait ainsi de Yves Pélicier qui a su parler du somnambulisme, au titre des états de conscience modifiée mais aussi des états de vigilance, travaux poursuivis actuellement en neurosciences. Pélicier qui, rappelons-le, est l'introducteur du livre « *La mélancolie* » d'Hubertus Tellenbach.

Beaucoup de ses patients lui ont été reconnaissants de ne pas introduire la fourche caudine de la différenciation trop française entre « *Ideal-Ich* » et « *Ich-Ideal* ». On pensera ici à la célèbre nouvelle de Stevenson, *Dr Jekyll et Mr. Hyde*. Pour le dire avec d'autres mots, il pouvait accepter les médecines parallèles de tout poil et, en même temps, conseiller de façon souple, mais continue, à telle ou telle famille adonnée à des pratiques de médecine parallèle, de consulter un médecin de médecine interne ou un psychiatre pour recueillir les soins liés aux connaissances actuelles de la science.

Il respectait son premier psychanalyste, René Laforgue, qui a tenté d'assouplir les Surmoi rigides de certains patients, voire même de certaines familles. Je pense, par exemple, à son texte *Or et capital* (RFP 1932, V, 1, repris dans RFP 1/1987). C'est ici peut-être le lieu de revenir à ces grands visionnaires, tels Hildegarde de Bingen, qui au XIIe siècle essaye, au-delà de condamnations apocalyptiques, de trouver un terrain d'entente entre le Pape et l'Empereur.

Mais revenons à Jacques Donnars. Il faut relater un fait de guerre qu'il n'a divulgué que très tard. En 1944, interne à la Pénitentiaire, il était en poste à la prison de la Santé quand son réseau de résistance lui a donné l'ordre de libérer Jean-Pierre Lévy, un des chefs du Conseil National de la Résistance. Je peux ici en témoigner de première main pour avoir entendu Jean-Pierre lui-même le dire à sa femme à Bagatelle, un dimanche des années 70 : « *Je te présente l'homme qui m'a sauvé la vie* ». Bien entendu les Autorités de Vichy auraient pu, s'ils l'avaient su, le faire condamner à mort pour terrorisme. Jacques avait gardé une certaine familiarité avec la camarde et « *l'extériorisation de la sensibilité* » du colonel Albert de Rochas et la pulsion de mort.

Juste une remarque en passant pour parler de cette atmosphérisation de la sensibilité, comme on dirait que « *quelque chose est dans l'air* ». La femme du Directeur adjoint de la Santé qui était aussi sa marraine et une bonne amie de sa mère et voyante, un jour de cette époque lui dit : « *Jacques, qu'est-ce que je vois sur ton complet. Mais comme c'est curieux, ce n'est pas la légion d'honneur, elle n'est pas rouge, elle est bleue ; elle n'est pas encore inventée* ». Ce trait d'esprit (*Witz*) et l'encouragement de son chef de réseau Charles Gonnard l'inciteront donc plus tard à demander la médaille de l'Ordre du Mérite.

Après la mort de René Laforgue, Jacques fera une nouvelle tranche d'analyse avec J. Lacan dont il adoptera le « *mi-dire* », précédant ainsi, par la pensée, le patient dans la démarche de sens. Il fondera, de même, les groupes verticaux et transversaux de son mouvement « Le Corps à Vivre ».

Son flirt en 68 avec le mouvement reichien, ou plutôt celui de A. Lowen, lui a fait traduire « *La dépression nerveuse et le corps* » et « *Le plaisir* », en tant que directeur de collection « Le Corps à Vivre » chez son ami Claude Tchou. Cet engagement en faveur du corps comme un moteur avait d'ailleurs été remarqué au Premier Congrès Mondial de Sophrologie quand, dans son exorde, il s'était écrié : « *Parle à mon cul, ma tête est malade !* », telle une version lapidaire des techniques tibétaines de la voie abrupte (*tsheud*).

Les dix dernières années de J. Donnars se sont écoulées très calmement dans la sérénité (*Gelassenheit*) qu'il avait tant voulu apporter aux autres. Privé de la mémoire immédiate, il recevait des conversations téléphoniques et il savait merveilleusement réconforter ses anciens patients, ses élèves, ses amis.

Pour conclure, je voudrais revenir sur son schéma tripartite d'où j'étais parti : la tête, porteuse de la langue – il aimait citer de l'Évangile de Jean « *Au commencement était le Verbe* ». Helléniste, il se réclamait de Platon et de Plotin pour montrer que la langue impressionnait fortement la poitrine, le thymos (Corneille fait dire à Don Diègue : « *Rodrigue, as-tu du cœur ?* »). Et son fils lui répond : « *Tout autre que mon père l'éprouverait sur l'heure* ». Mais elle impressionne beaucoup moins le ventre. L'*épithumétikon*, que Zola par exemple, a bien montré dans *Au bonheur des Dames*.

Jacques, tu nous as quittés, mais tu as ici, à la SFS, des élèves bien vivants qui prolongent et rendent actuelle ta parole évangélique, médicale et humaniste.

UN PEU D'HISTOIRE...
JACQUES DONNARS

Yannick JOUAN

Jeudi 20 septembre 1978, pour la première fois je monte les marches menant au 3e étage du 78 boulevard Malesherbes, accompagnant un ami qui désire me présenter le docteur Jacques Donnars.

C'est la soirée d'introduction d'une nouvelle année dont les cours vont porter sur « La vie quotidienne ». Dans le grand salon où je remarque immédiatement la présence d'un immense tableau représentant le Christ portant sa croix, une statue de l'empereur jaune, Huangdi, auteur supposé de l'ouvrage fondateur de la médecine chinoise, un Bouddha trônant sur la cheminée et un magnifique gong probablement japonais, quarante personnes sont déjà là. Une sensation d'étrangeté m'envahit, ce que je ressens à ce moment-là m'était jusqu'alors inconnu. Pendant les vingt premières minutes je me demande si je ne vais prendre mes jambes à mon cou et m'enfuir. La curiosité l'emporte et mon premier ressenti lasse la place à la perception d'une atmosphère chaleureuse pleine de bienveillance.

Cet homme, médecin, psychanalyste, sophrologue, acupuncteur, homéopathe, vertébrothérapeute, transmet un enseignement qui parle à mon cœur et à mes tripes. Ici pas de prosélytisme, Jacques a été longtemps président de l'Alliance mondiale des religions créée par Maryse Choisy, chacun peut avoir son propre système de pensée, mais tout y est mis au travail. Passer la porte de ce lieu est une entrée en Alchimie. C'est un « *Chercheur de Vérité* » partageant sa recherche avec tous ceux qui en ont le désir.

Jacques Donnars est un précurseur. Bien avant qu'on ne parle de Thérapies Corporelles, il a placé au centre de sa recherche, en tant que support premier de notre travail intérieur, le corps que nous avons et que nous sommes. Dès les années 40 alors qu'il est étudiant en médecine, il s'intéresse au Mazdaznan du Dr O.Z. Hanisch, proposant des exercices et postures d'éveil à soi-même dans lesquels la pratique d'une respiration rythmique joue un rôle fondamental, puis s'ouvre à l'enseignement de G.I. Gurdjieff dont il reprendra certains aspects. À noter qu'il s'est également formé à la kinésithérapie, plutôt rare pour un médecin, auprès de Boris Dolto, le mari de Françoise.

Sa recherche intérieure l'amène en analyse avec René Laforgue, plus Béla Grunberger et enfin Jacques Lacan. Il devient lui-même psychanalyste. Ne s'enfermant pas dans cette approche qui se désintéresse souvent de ce qui se passe dans le corps, il se présente avant tout comme psychosomaticien.

Au début des années 60 il entend parler du Dr Alfonso Caycedo, disciple de Binswanger, père de la phénoménologie psychiatrique. Celui-ci vient de créer la Sophrologie, synthèse de l'Hypnose et d'enseignements orientaux qu'il a découverts lors de ses voyages en Asie. Le corps y tient une place essentielle. Jacques Donnars en est, en France, l'un des pionniers et deviendra plus tard président de la Société Française de Sophrologie.

Au cours des années 70, il rencontre le Dr Alexandre Lowen, disciple de Wilhem Reich, créateur de la Bioénergie, qu'il va introduire en France. Il publiera ses livres aux éditions Tchou dans la collection « Le corps à Vivre » qu'il dirigera pendant de nombreuses années. À la même époque il croise le Dr David Akstein, psychiatre brésilien, qui a observé les effets thérapeutiques du Condomblé et de la Macumba et s'en inspire pour créer la Transe Terpsichore Thérapie (TTT) dégagée des croyances qui accompagnent ces rituels. Jacques Donnars va en faire l'une de ses principales méthodes de travail tout en se libérant de la forme première qui utilisait toujours la même musique. Il expérimente toutes formes de musique et même la transe silencieuse, ces pratiques ayant des effets thérapeutiques certains, autant sur le plan psychique que somatique, si tant est qu'on puisse les dissocier.

En 1976, il crée l'athanor de cette recherche : « *Le Corps à Vivre* » dans le cadre duquel vont se dérouler les Méditations à Vocation Transpersonnelle, les cours du jeudi soir, les dimanches du Corps, les séances de TTT, les séminaires de couples... et les séminaires de Meschers.

C'est en mai 1979 que je découvre, tout près de la Gironde, au milieu de l'Espace du Possible, la petite maison appartenant à Geneviève, sa femme, à moitié enterrée dans la colline. C'est dans ce lieu, merveilleux utérus pour maturer et accoucher de soi-même, que se déroulent ces séminaires.

En 1981 il publie son livre référence : *Vivre*, exposant le résultat de sa recherche du moment concernant sa vision de la vie et de la mort, œuvre fondamentale qui reste totalement d'actualité. À la fin de années 80, il crée avec son fils, le Dr Alain Donnars, l'École de la Conscience qui a laissé des souvenirs inoubliables à ceux qui en ont suivi les cours. Au fil des années il élabore sa propre méthode de travail en Sophrologie, exposée dans son livre sorti en 1995 : *L'Ennéagramme, les neuf Muses et le Transpersonnel*, faite de neuf méditations à Vocation Transpersonnelle ayant donné naissance à dix ouvrages édités à son nom.

Comme dans tout enseignement de dimension tantrique, pour Jacques Donnars rien n'est à rejeter, tout est à accueillir avec bienveillance et amour en le mettant au travail. Je n'oublie pas cette phrase essentielle qui m'a marqué dès le premier jour où je l'ai rencontré : « *Il n'est pas nécessaire de s'estimer pour s'aimer* ».

« *DEVIENS CE QUE TU ES* »
UNE INJONCTION ÉNIGMATIQUE

Alice CHALANSET

Que nous est-il arrivé ? Comment en sommes-nous venus à cette obsession de l'identité ? Nous avons vécu une époque où la revendication de chacun, quelle que soit sa couleur de peau, son appartenance ethnique, religieuse, sexuelle, sociale, était d'être reconnu comme un parmi d'autres, comme une personne humaine, sans différenciation, sans discrimination. Pudeur ou discrétion, je n'avais pas à « *mettre au grand jour tous mes petits secrets* » comme disait Brassens, dans sa chanson *Les trompettes de la renommée* ; discrétion aussi attendue de l'autre qui doit me permettre de sauvegarder ce qu'on appelle le *quant-à-soi.* Et corrélativement chacun était tenu au devoir d'indifférence, ou plutôt d'indifférenciation. Ça s'exprimait par exemple à l'école avec le port de la blouse, en guise d'uniforme, par l'anonymat des examens.

Aujourd'hui on voit surgir une demande inverse, au-delà même du droit à la différence, le devoir de différence, l'obligation de se distinguer, d'affirmer sa propre différence, d'être reconnu non pas comme semblable, mais comme autre et de revendiquer haut et fort son altérité (voir la cérémonie du *coming out*).

Le plus troublant c'est que l'on peut voir se juxtaposer chez la même personne ces deux aspirations ; pas de discrimination et, à la fois, une exigence de reconnaissance de ma propre identité, de tout ce qui fait que je ne suis pas le semblable de l'autre.

Et il me semble que ce qui peut nous apparaître comme une quasi révolution dans les relations interhumaines, l'émergence d'une espèce d'obsession identitaire, a pu s'articuler autour du surgissement de la formule de Nietzsche, reprise dans les années soixante : « *deviens ce que tu es* ».

Mais aussi dans le souci de Kierkegaard, dont on a dit qu'il était le père de l'existentialisme, « *Je voudrais que l'on inscrive sur ma tombe : il fut « L'Individu »*.

Ou encore dans le propos de Max Stirner, défenseur de l'anarchisme dans le titre de son livre *L'Unique et sa propriété* (1844).

Quelle est ton identité, qu'est-ce que tu es ?

Comme on dit qu'est-ce qu'un cercle, un carré, etc. : qu'est-ce qui t'est propre, qui te distingue des autres, en quoi n'es-tu pas leur semblable, quelle est ta propriété essentielle ? Quelle est ton essence ? Ton ADN ? En quoi peux-tu t'affirmer comme singulier, unique, en quoi n'es-tu pas comme tout le monde et pourquoi est-il si important de le faire savoir et de te faire reconnaître dans et par ta singularité ?

Cette valorisation de l'identité dite personnelle s'affirme dans deux injonctions que l'on doit se garder de confondre :

- la première : « *sois toi-même* »,
- la seconde : « *deviens ce que tu es* ».

Soyez vous-même, ne changez rien. Cela s'exprime de façon délicieuse dans la chanson de Brassens « *tout est bon chez elle y'a rien à jeter* ».

Laissez-vous être, laissez-vous aller. N'ayez pas honte d'être ce que vous êtes, ne vous sentez pas coupable, ou en défaut. Cessez de vous rejeter vous-mêmes, cessez de ne pas vouloir être ce que vous êtes.

Il s'agit d'instaurer ou de restaurer l'estime de soi et vous connaissez tous les travaux autour de ce thème.

Deviens ce que tu es : c'est tout le contraire : il s'agit d'une tâche, un devoir, un devoir-être opposé à l'être.

Cessez d'être ce que vous êtes pour devenir ce que vous n'êtes pas encore, mais ce que vous êtes vraiment.

On peut formuler les choses ainsi dans cette alternative, à partir d'un mot de Talleyrand, repris par Cioran :

Ou bien ***suivre sa pente*** ou bien ***chercher son chemin.***

À un certain moment arrêtez-vous, interrogez-vous, prenez conscience du fait qu'il y a d'autres chemins, et cherchez votre chemin.

Vous avez une identité.

Mais elle reste cachée, inaccomplie, virtuelle. Il s'agit de la réaliser.

Réalisez-vous au sens fort.

Cette formule est empruntée à Nietzsche. Elle apparaît à plusieurs reprises dans son œuvre mais lui-même la tient d'un poète de l'antiquité grecque : Pindare.

Nous sommes en face d'une injonction paradoxale.

Si on a à devenir, c'est que l'on n'est pas encore ce que pourtant on est déjà.

Devenir c'est cesser d'être ce qu'on est pour être ce qu'on n'est pas encore.

Ne pas être ce qu'on est et être ce qu'on n'est pas.

Contradiction entre le devenir qui renvoie au changement, à la temporalité, et l'être qui est du registre de la permanence.

Vous connaissez la formule d'Héraclite « *On ne se baigne jamais deux fois dans le même fleuve* ». Tout est devenir, la seule chose qui soit permanente c'est le nom du fleuve, c'est cela son identité. Mais le nom n'est pas la chose, il sert juste à la désigner.

Et on le sait aujourd'hui : même le cosmos a une histoire, même les astres qui symbolisaient la permanence, l'éternité, sont en devenir. Le soleil lui-même disparaîtra même si ce n'est que dans cinq milliards d'années. Ce qui est pure matière a aussi une vie et une mort.

Les êtres vivants les plus visiblement voués au devenir, le végétal, l'animal, l'homme ne sont pas d'emblée ce qu'ils sont.

Mais le végétal contient en germe toutes ses propriétés, il deviendra nécessairement ce qu'il est avec l'aide bien sûr d'un apport extérieur.

Un bouton de rose ne peut devenir une tulipe, un gland de chêne ne peut pas devenir un sapin.

De même pour l'animal.

Il y a pour chaque être vivant une seule possibilité, la croissance est bien l'actualisation d'une essence, passage du virtuel à l'actuel régi par le déterminisme.

Pour l'homme tout est différent.

L'impératif « *deviens ce que tu es* » suppose qu'il pourrait ne pas le devenir, c'est-à-dire, par exemple, rester ou devenir ce qu'il n'est pas, rater la cible, rater sa vie.

Pour un homme, les possibles sont multiples : il peut devenir un saint, un héros, un criminel, médecin, avocat, etc., généreux, égoïste, etc., et cela relève de sa volonté, de son effort. En d'autres termes, de sa liberté. L'impératif, l'injonction, ne peut s'adresser qu'à un homme qu'on suppose libre et donc responsable.

Tu n'es pas seulement ce que tes gènes portent, tu es aussi ce que ton milieu fait de toi, avant d'être ce que tu fais de toi-même, dans la situation où tu es jeté.

Dans l'Antiquité grecque, cette injonction s'adressait à l'homme générique. On ne naît pas homme, on le devient. L'humanité de l'homme n'est pas donnée par la nature, elle est une tâche, c'est le résultat d'une éducation et d'une volonté.

Ce n'est pas du tout en ce sens qu'on l'entend aujourd'hui. Le *toi* est clairement l'individu, et le propos n'est pas de devenir un homme accompli qui incarne le mieux l'humanité de l'homme – un exemplaire particulièrement réussi de l'humanité – mais c'est presque le contraire.

Ton devoir dans ton existence c'est de réaliser ton essence.

Tu es quelque chose que tu n'es pas encore…

- soit parce que tu ignores ce que tu es « au fond », ton vrai visage derrière les masques, tu prends ton masque pour ton visage, tu te prends pour un autre, tu t'identifies à ce qui en réalité n'est pas toi mais un autre en toi, adhésion spontanée à la vie comme elle vient qui peut être joyeuse ou résignée, sentiment de satisfaction ou d'impuissance.
- soit que tu n'oses pas ôter les masques, que tu n'as pas le courage d'affirmer ta différence, ta singularité, et que tu choisis même si ce n'est pas un choix clair d'être comme

tout le monde, de laisser les choses ou les autres décider pour toi...

- Kierkegaard : « *il trouve trop risqué d'être lui-même et beaucoup plus facile et plus sûr d'être comme tout le monde, de devenir une contrefaçon un numéro, un élément de la foule* », « *notre homme est poli comme un galet* », il manque d'imagination, il n'a pas l'idée d'autres possibles.

Jusqu'au moment d'une prise de conscience « je est un autre », « la vraie vie est ailleurs », Rimbaud.

C'est le moment d'une crise, un malaise, un mal-être : je ne me sens plus chez moi dans ma vie, j'ai envie d'autre chose.

Je suis mal dans ma peau, comme dans un habit trop étroit ou mal taillé.

La solution serait de « changer la vie » ou plutôt changer ma vie pour ***« vivre ma vie »*** : je ne me reconnais plus dans ma vie, je me sens perdu, égaré, en exil, avec la vague intuition qu'une autre vie est possible, qui serait la vraie vie, où le « je » ne serait plus un autre, mais moi-même.

Et là, ma vie devrait cesser d'être une errance, une erreur, pour s'orienter, trouver son orient : moi-même, le vrai moi.

Qu'est-ce qui m'empêche d'être moi-même ? Et comment entendre le devenir soi ?

Quand je parle d'identité, je parle de définition, donc de séparation entre le moi et le non-moi.

1re piste :

Tout ce qui vient du dehors : les lois, les contraintes, les interdits, la morale transmises par la famille et la société. Ce qui m'a conduit à réfréner le libre jeu des pulsions. C'est l'appel à un hédonisme « ***jouissez sans entraves*** ». La critique de la morale qui va contre la vie est issue de la pensée de Nietzsche, qui se désigne lui-même comme ***immoraliste***. La morale peut se résumer à prendre en compte l'autre. La formule a alors le sens d'appel à l'égoïsme, à l'individualisme.

Il n'y a rien au-dessus de moi, ***ni Dieu ni maître***, ni Homme avec un grand H ; pas d'autorité à respecter, pas de modèle à imiter. Je suis unique et je dois affirmer cette unicité cette singularité (cf. Max Stirner, *l'Unique et sa propriété*). Apologie de l'***anarchisme.***

Il s'agit de substituer une vie libre à une existence contrôlée.

Max Stirner affirme les droits inviolables de l'individu face à l'État et la société et prône « *l'association des égoïstes* ».

Nous n'en sommes pas loin d'aujourd'hui : chacun revendiquant ses droits, sa liberté, survalorisation du vouloir individuel, au détriment de la prise en compte des devoirs. L'homme prend le pas sur le citoyen.

2e piste :

Tout ce qui relève de la culture au sens large, des façons de faire, de penser et de dire à un moment donné, qui constituent un « monde commun » et de la tendance au mimétisme.

Devenir soi-même : se démarquer, se distinguer, se singulariser par la transgression des règles.

Et là, on rencontre toutes les modalités de l'incivilité. Chevènement parlait des « sauvageons ».

Et il s'agit bien d'une espèce de revendication de retour à l'état sauvage, à l'état d'avant les règles. Et je pense même aux règles de l'orthographe, voyez l'orthographe sur les forums d'Internet.

L'idée étant de faire à mon idée, de n'admettre aucune autorité, de rejeter tout héritage culturel ou même naturel : décider d'être homme ou femme.

Ce que Hanna Arendt appelait « ***le ressentiment à l'égard du donné*** ».

Seul le désir peut faire loi.

3e piste, 3e obstacle :

Prendre pour mon identité réelle le « *ce que je suis dans l'imaginaire* », et l'attente de l'autre. Me soucier de paraître, me soucier du regard d'autrui, chercher à plaire, me conformer à l'attente de l'autre : dépendance, aliénation.

À cela Baudelaire oppose « *le plaisir aristocratique de déplaire* », « ***ce qu'il y a d'enivrant dans le mauvais goût c'est le plaisir aristocratique de déplaire*** » et Sartre l'idée d'***authenticité*** mais déjà les analyses de Rousseau ***être naturel***, ne pas se laisser altérer par les modes.

Dans tous ces cas, le devenir soi est en fait un redevenir, une régression, un retour.

4e piste, peut-être la plus intéressante, que l'on trouve chez Kierkegaard :

Ce qui m'empêche d'être moi-même, c'est l'éparpillement. On parle aujourd'hui de zapping existentiel, de société liquide.

Je ne suis rien parce que je suis tout à la fois, je me laisse porter et former par les circonstances, les rencontres.

À cela s'oppose la nécessité de trouver un « ***centre de gravité*** ». Il s'agit de choisir parmi les possibles, de « ***trouver une idée pour laquelle je peux vivre et mourir*** » (Kierkegaard), en d'autres termes : de s'***engager*** dans un seul chemin ; idée, comme vous le savez, largement reprise par Sartre qui insiste sur l'importance du « faire », de l'agir : « *faire et en faisant se faire* » (d'où l'utilisation du slogan « *deviens ce que tu es* » pour l'engagement dans l'armée de terre).

Devenir militant révolutionnaire, m'inscrire dans un parti politique, dans les Brigades internationales comme l'a fait Malraux, aujourd'hui dans le djihadisme, dans les gilets jaunes, dans l'armée, choisir l'aventure pour sortir de l'ennui, de la routine, mais aussi de l'angoisse puisque désormais ma vie a un sens, une orientation et une utilité. Vie plus intense, plus vivante, où je vais mettre en jeu mes propres forces, mon courage, voire risquer ma vie. Je me réfère aux témoignages de jeunes engagés volontaires qui évoquent la découverte de la fraternité, qui parlent d'une véritable « naissance à soi-même », « d'une découverte de soi-même ».

Devenir soi est ici acquérir une identité à mes propres yeux et aux yeux des autres, sortir du lot.

Tout se joue donc dans la prise de conscience de ma servitude et, corrélativement, de la possibilité d'une libération.

Passer de la dépendance à l'autonomie.

Moment inaugural de rupture, refus, rejet, résistance..., cf. Nietzsche qui valorise la faculté d'oubli : oubli non pas une faille mais une force.

On a vu ce que je ne veux pas, ce que je ne veux plus être.

Mais qu'en est-il de ce que je veux être ?

En d'autres termes : la crise se vit dans le désir d'autre chose, la décision de ***« ne pas céder sur son désir*** » selon la formule de Lacan évoquant Antigone. Mais la question est : **qu'en est-il de ce désir ? Comment vais-je définir le moi que je cherche à être ?**

Plusieurs cas de figure du meilleur au pire.

1- Dans le meilleur des cas, j'ai l'ambition d'être un grand homme, un créateur dans tel ou tel domaine – philosophie, art, science, littérature, histoire.

Victor Hugo écrivait à 14 ans «*je veux être Chateaubriand ou rien* ».

Baudelaire « ***être un grand homme et un saint pour soi-même*** ». **Être quelqu'un plutôt que quelconque. Être un être d'exception.**

Laisser mon nom dans l'histoire.

Remarque : les grands criminels aussi laissent leur nom. Rousseau : « *Il n'y a que les méchants de célèbres* ». On retient davantage le nom des tueurs que de leurs victimes.

2- Sentir ***une vocation,*** répondre à un appel. Référence d'abord et surtout religieuse de ce terme.

Cela suppose une croyance au destin, à la destination (destination de l'homme suppose un créateur, cf. les analyses de Sartre dans ***l'existentialisme est un humanisme***).

Kierkegaard : je me laisse créer par Dieu : ma vocation est de « devenir chrétien »... Vocation de Mère Térésa, de l'abbé Pierre. Ou comme Abraham je réponds à un appel : me voici.

3- Faute de cette vocation, on risque de basculer dans l'angoisse, la fatigue d'avoir à être soi quand il était plus confortable de cheminer sur des chemins déjà tout tracés…

Et le fait qu'on exige de moi à toute force une identité risque de me conduire à choisir celle qui me tombe sous la main.

Nous avons tous de multiples identités, de multiples appartenances. Se choisir une identité c'est établir une hiérarchie entre ces identités et mettre en avant l'une ou l'autre par exemple, je suis une femme et je m'engage dans les combats féministes, je suis homosexuel... je vais assumer et afficher ma sexualité particulière et je vais organiser ma vie autour de ce combat pour les droits des homosexuels, je suis handicapé, je suis victime, etc… Je sors de mon isolement, j'entre dans une communauté de semblables mais dès lors tout autre cesse d'être perçu comme mon semblable.

N'y a-t-il pas risque de rétrécissement de ma vie, d'appauvrissement, et pourquoi me laisser déterminer par un trait que, le plus souvent, je n'ai pas choisi ? En quoi est-ce une libération, n'est-ce pas au contraire me précipiter volontairement dans une sorte de prison, même si c'est avec mon consentement que je me fais prisonnier.

Ne peut-on voir là le renversement de l'émancipation à l'asservissement. Me voici étiqueté, assigné à une identité singulière. Désormais je vais être perçu comme...

Dans tous ces cas j'acquiers une identité, on peut me désigner, c'est un communiste, etc... Mais j'en deviens prisonnier, prisonnier dans le même temps d'une promesse, d'une parole qui me lie. Danger d'un engagement dont je ne peux pas sortir (cf. l'aveuglement des communistes au Goulag). Ou Sartre vendant la Cause du Peuple.

Je sors d'un enfermement, un milieu où j'étouffe, pour me retrouver dans un autre enfermement.

Sortir d'une prison pour entrer dans une autre prison.

L'identité que je revendique est en fait une appartenance.

- Nietzsche : « ***vous allez chez le prochain pour vous fuir vous-même*** », « ***votre amour du prochain c'est votre mauvais amour de vous-même*** ».

- Mon idéal est trahi, je ne suis pas libre.

Ces mêmes engagés volontaires que j'évoquais font souvent état d'une expérience de désillusion, voire d'une fracture intérieure, de l'impression d'être arrachés à eux-mêmes, d'être conduits à des actes qu'ils n'ont pas choisis, qui sont en opposition avec leurs propres valeurs, et, au bout du compte, d'une perte de soi, en lieu et place de la rencontre de soi qu'ils souhaitaient.

Outre que dans cette adhésion romantique à une cause qui incarne mon « idéal », je ne suis pas unique, bien au contraire : je suis le simple exemplaire d'une série.

L'identité personnelle se dissout dans la communauté.

Le « je » est un « nous ».

Et on voit apparaître le « eux et nous ». Séparation, frontières. Phobie de la contamination. Avènement de la distinction entre le même et l'autre, le propre et l'impropre, le pur et l'impur, le familier et l'étranger.

Amour du familier, peur et haine de l'étranger.

Amour du prochain : haine du lointain.

Et le cortège des passions tristes, la peur, la haine, le mépris de tout ce qui est autre, et qui pourrait m'altérer.

Car je ne peux éprouver de la compassion pour autrui (Rousseau parlait de « pitié », seul sentiment naturel : « *la répugnance à voir souffrir ou périr son semblable* »), que dans la mesure où je le perçois comme mon ***semblable***, que je suis capable de m'identifier à lui, de me mettre à sa place. On sait la violence suscitée, et légitimée, par la perception d'une ***différence***, fut-elle purement fantasmée, entre l'autre et moi. Cf. ce qui se passe aujourd'hui autour de la relation à l'animal. S'il est mon semblable pour autant qu'il souffre, comment ne pas m'offenser du traitement ***inhumain*** qu'il subit dans les abattoirs ?

Alors comment conviendrait-il d'entendre le « *deviens ce que tu es* » sans le trahir ?

Dans la pensée de Nietzsche, ***il y a comme un commandement de désobéir à tous les commandements.*** (cf. le Zarathoustra de Nietzsche) : tu as entendu mon enseignement mais maintenant quitte ton maître, ne deviens pas mon disciple, trouve ta voie propre.

« ***Vous ne vous étiez pas encore cherchés alors vous m'avez trouvé ainsi font tous les croyants, c'est pourquoi la foi est si peu de chose. Maintenant je vous ordonne de me perdre et de vous trouver vous-mêmes*** » ou le fiancé du ***Cantique des Cantiques*** « ***Lève-toi, ma compagne, ma belle, et va vers toi-même*** ». Parole d'amant à la femme aimée, ce « *Va vers toi* ». L'amant ne lui dit pas de venir vers lui, mais de partir vers elle-même... C'est à un départ que l'amante est invitée.

Va vers toi – l'inverse du Viens vers moi, qui caractérise l'entrée dans une secte, une communauté religieuse, sexuelle, ethnique, politique, où l'individu se dissout, où l'on renonce à toute identité personnelle.

Ne te laisse pas dévorer par l'autre, ne te dissous pas dans l'autre en « l'*aimant plus que toi-même* », en te sacrifiant, etc... C'est toi que tu dois aimer. L'autre étant aussi bien une personne, un groupe, un parti, une secte...

L'appel est celui-là même qui fut adressé à Abraham : ***Lekh lekha (Gn, 12), « Va vers toi, loin de ta terre, de la maison de ton père... »***

Je dois rompre avec mes appartenances, toutes celles que je n'ai pas choisies. C'est à ce prix que je peux non pas trouver mais inventer, créer ma véritable identité, au prix d'une **ouverture vers tout ce qui n'est pas moi.**

« Wo Es war soll Ich werden » prescrivait Sigmund Freud. Ce que Lacan traduit ainsi ***: là où c'était, le sujet doit advenir ; le sujet parlant***, capable de parler en son nom propre, d'affirmer et d'assumer sa liberté.

Ce que tu es, en tant qu'humain, c'est un sujet libre.

Mais la liberté n'est pas la liberté de se créer soi-même.
Alors ?

1- accepter qu'il y ait un donné et que je ne me crée pas à partir de rien, un donné naturel, un donné culturel, historique, environnemental : accepter de recevoir.

Nietzsche nous invite à ***l'amor fati***, l'adhésion à ce qui advient, accepte le donné, réconcilie-toi avec ce que tu es ? Sagesse : ne te fuis pas toi-même. N'aie pas honte de ce que tu es... L'identité personnelle n'est que le résultat d'identifications successives, l'altérité est au cœur de l'identité. Selon le mot de Montaigne, le moi n'est fait que de « *pièces rapportées* » (cf. le petit livre de Clément Rosset, ***Loin de moi***).

En ce sens bien sûr « *je est un autre* ».

Il y a de l'autre en moi que je n'ai pas à rejeter.

Ce qui m'invite à l'accueil de ce que j'ai reçu en héritage mais aussi à travers mon histoire.

2- mais l'origine ne doit pas se confondre avec la destination.

L'origine ou le passé – ce qui m'est arrivé – ne détermine pas ce que je vais devenir.

L'homme n'est ni un végétal ni une machine qui serait programmée.

Le donné n'est pas un destin.

L'homme a bien des racines comme l'arbre, – notez les analogies entre l'arbre et l'homme le tronc, les bras comme des branches, le sang comme la sève - ... mais il marche et il doit savoir s'éloigner de son arbre.

S'éloigner… mais sans l'oublier.

3- Car si tu veux vraiment être unique, singulier, rejeter toutes tes appartenances, qu'est-ce qui risque de t'arriver ?

Kierkegaard évoque un conte où un chevalier poursuit un oiseau rare. L'oiseau semble au début tout proche mais, sur le point d'être rattrapé, il s'envole, et ainsi jusqu'à la nuit noire, si bien que le héros se trouve loin des siens sans pouvoir trouver sa route dans le désert où il est maintenant.

Car, selon Kierkegaard (cf. son ouvrage ***La maladie à la mort***, souvent traduit en français sous le titre ***Traité du désespoir)***, il y a un désespoir à ***ne pas vouloir être soi*** (peur de la liberté) comme à ***vouloir être soi*** (fantasme d'autocréation, de toute puissance) : c'est l'obsession de l'identité qui est désespérante.

Alors comment retrouver l'espoir ?

Eh bien en substituant au « *va vers toi* », vers ce moi unique qui est un pur fantasme, un « *va vers les autres* », vers l'art, la culture, pour te construire, pour t'augmenter, pour te laisser la chance de devenir autre.

Car l'identité est multiple tant du point de vue synchronique que diachronique.

Il ne s'agit donc pas d'actualiser quelque chose de déjà là comme dans un mouvement de retour aux sources, le devenir prenant l'allure d'un redevenir, mais au contraire d'aller de l'avant pour accueillir l'improbable, ce qui est à venir.

J'aimerais finir par l'***inachèvement*** qui caractérise l'identité personnelle, son ADN…

Rien n'est écrit. Dans le livre de ta vie, il reste des pages blanches…

Tu peux toujours encore te surprendre et surprendre les autres. Renonce à être ceci ou cela. Renonce à l'idée que tu as une identité. Assume la part contingente, le hasard de l'existence. Et sois à l'écoute de ce qui arrive d'imprévisible.

L'occasion, ce que les Grecs nommaient le ***kaïros***, la vie peut m'offrir la chance de devenir un héros ou simplement, par exemple, un Juste parmi les nations.

C'est ainsi que l'on peut entendre la formule de l'hassidisme « ***il est interdit d'être vieux*** », qui nous invite à nous ressourcer sans cesse, non pas retourner à la source mais au contraire prendre de nouveaux départs.

On peut ainsi souhaiter plutôt la non-identité, ne pas rester identique à soi-même, ne pas rester dans la répétition du même qui relève de la pulsion de mort.

Et dans le rapport à autrui, ne pas enfermer l'autre dans une identité, un stéréotype.

Ne pas forger de l'autre une idée figée, close, définitive.

Malraux : « ***la mort seule transforme la vie en destin*** ».

En d'autres termes : « *l'existence précède l'essence* », selon la formule de Sartre.

L'identité ne peut s'écrire qu'au passé c'est vrai pour chacun de nous : tout est toujours encore possible.

Conclusion, le « *deviens ce que tu es* » doit s'interpréter comme un « ***Deviens ce que tu n'es pas*** » et on peut exprimer cela autrement pour signifier cette indétermination, cette ouverture, cette affirmation de l'existence comme aventure.

S'en tenir au pur ***Deviens...***

Où ce qui est recherché n'est pas le but, mais le devenir lui-même, un devenir-autre en perpétuelle modification.

Je conclus sur cette merveilleuse promesse, cette belle espérance qui s'exprime dans le titre d'un film où une mère s'adresse ainsi à son tout jeune fils qu'elle encourage à partir vers l'inconnu : ***Va, vis et deviens…***

L'IDENTITÉ OU L'EXPÉRIENCE DE SOI
LA FONDATION DU MOI DANS UNE PERSPECTIVE PHÉNOMÉNOLOGIQUE

Philippe PAQUIER

Ce 50e congrès autour de la notion d'identité a offert des échanges sur un large éventail de thématiques – d'ailleurs le titre de présentation de ces conférences – *L'identité en questions* au pluriel – montre combien cette notion d'identité *joue* au croisement de multiples préoccupations tant personnelles que sociales. En effet, sont nommées au programme de ce congrès, des perspectives de développement personnel, de bien-être, d'homéostasie, d'estime de soi, de réalisation de soi, par le travail, la créativité… mais aussi des perspectives interpersonnelles de place, d'appartenance à des groupes, d'expression des différences.

En préalable, je rappelle que la notion d'identité s'emploie souvent dans le contexte des analyses de sociétés. En effet, on parle d'identité sociale ou culturelle en ce sens que l'on appartient à des groupes, des *clusters*… Ces marqueurs concourent à expliquer ce que l'on nomme la *socialisation*, c'est-à-dire comment devient-on *quelqu'un*. La notion d'identité a ainsi pour vocation de prendre en compte sur le plan sociétal, des traits qui appartiennent au sujet. L'identité est donc a priori une construction, non un donné originaire. Ce qui existe, ce sont les croyances, comportements ou vécus des uns et des autres, c'est-à-dire des caractéristiques de la personne humaine que les psychologues ont plutôt tendance à appeler le Soi. Il en résulte une différence radicale entre l'étude de l'identité en tant que phénomène communautaire, et l'étude de l'identité individuelle, en tant que principe d'individuation. Pourtant, ces deux aspects, individuel et communautaire de l'identité cherchent à coïncider dans l'acte de présence au monde. C'est précisément de cela dont Claude Lévi-Strauss nous entretient à propos d'une construction identitaire dans la double perspective d'un dehors, d'une identité pour autrui, et d'un dedans, d'une identité propre, vécue par soi et pour soi. Nous n'évacuerons pas une dimension de l'identité au bénéfice de l'autre car c'est la dynamique de la rencontre entre le dehors et le dedans qui laisse des *traces*, des traits identitaires, qui ne sont pas sans évoquer la blessure ou le tatouage. Nous avons été marqués, frappés, par telle ou telle situation, et nous en avons fait notre loi.

Ce *tracé* identitaire peut toutefois relever de deux types d'actes. Il y a l'identité au sens de celui que vous avez été ou que vous voudriez être, *ce que vous dites que vous êtes*. Cette identité s'inscrit dans une temporalité ; elle construit du mien ; elle relève d'un processus d'appartenance dont l'enjeu est la compétence, le savoir-faire. Et il y a l'identité au sens d'un processus d'attribution, *ce qu'on dit que vous êtes*, la place qui vous a été désignée avant même que vous ne soyez au monde et dont l'enjeu est le pouvoir. Je pense à ce sujet au très beau film autobiographique de Guillaume Gallienne (2013), *Les Garçons et Guillaume, à table !* Guillaume, garçon doux et maniéré, comprend que sa mère lui attribue à tort une identité homosexuelle. Il analyse très finement les bénéfices qu'il a su tirer de sa différence et de ce rapport de dépendance à sa mère, au sacrifice toutefois de son attirance réelle pour les femmes. Ce film montre comment s'interpénètrent les repères identitaires, qu'ils soient de l'ordre d'une identité réelle, biographique, héritée ou visée, ou de l'ordre d'une identité attribuée, assumée ou rejetée.

Les repères identitaires, qu'ils soient vécus, choisis ou imposés, sont composites et d'origines multiples. Toutefois, mon intention aura moins été d'étudier les vicissitudes des enjeux de pouvoir liés aux identités que d'en suivre leurs conditions de possibilité, c'est-à-dire l'existence d'un soi, d'un référent intra-individuel dont l'identité serait l'expression communautaire. Je vous propose donc de réfléchir sur cette question simple, et en définitive très pratique : qu'est-ce que le moi ? Comment puis-je savoir quelque chose de ce moi ? Beaucoup de choses ont évidemment été écrites sur ces questions mais je vais essayer d'y répondre d'un point de vue phénoménologique, donc en essayant de dire comment l'on fait *l'expérience de soi*, ce que tout le monde fait a priori. La sophrologie, nous le savons, est une interprétation de la phénoménologie, c'est-à-dire la tentative de décrire son expérience personnelle. Or, il m'a semblé que la notion de soi, ou d'identité, posait une très belle question à la phénoménologie : comment pouvons-nous décrire l'expérience de soi ? Si Soi il y a, comment puis-je le connaître ?

La phénoménologie est une école philosophique, une théorie de la connaissance si l'on veut, qui préconise comme l'indiquait son fondateur Edmund Husserl, le retour « *à la chose même* » ; il voulait dire par là, l'expérience vécue, ce qui s'est réellement passé dans la conscience. Or, *ce qui se passe dans ma conscience*, mon *vécu* dirons-nous, est radicalement autre chose que ce qui s'est inscrit dans ma mémoire déclarative comme étant *mes savoirs, ma culture, mes convictions* ou *l'idée que je me fais de moi-même* ! Il apparaît tout de suite que l'objet dont nous voulons faire la description phénoménologique, le Soi, nous place devant une difficulté énorme. Comment distinguer – ou harmoniser – mon identité au sens de *mon histoire vécue, ce que je crois de moi, ce que je veux pour moi, ce qu'on dit de moi* ? Un ami me posait cette question : le matin, tu t'habilles pour toi ou pour les autres ? Si j'y réfléchis, qu'est-ce qui me définit ou m'identifie le mieux, ce que j'aime ou ce que je montre, mes vécus ou mon image ? Par ailleurs, on ne se montre pas de la même manière devant son psychothérapeute, son employeur ou son conjoint ; pourtant nous sommes ces identités plurielles. Voyons comment la phénoménologie – je m'en tiendrai dans cet exposé aux préceptes de Husserl – peut nous aider à penser différents moments de notre identité. La phénoménologie accorde une place importante à la description de notre expérience propre : c'est le rôle de la phénodescription que nous pratiquons à l'issue de nos pratiques. C'est à cette condition que la sophrologie est une expérience de soi, et non une gymnastique parmi d'autres. Or, l'objet que nous voulons décrire comporte des moments intrasubjectifs, biographiques avons-nous dit, et des moments intersubjectifs liés aux contextes relationnels.

Le projet de la phénoménologie est d'étudier les structures de l'expérience, ce qui fait qu'une expérience peut être dite telle. La première chose que Husserl met en évidence est que la conscience est toujours structurellement constituée d'un *quelqu'un* qui fait *quelque chose*. Il reformule cela en disant que la conscience est un acte, une intention. La phénoménologie étudie donc la nature des actes intentionnels de la conscience : percevoir, sentir, imaginer, courir… Ce qui nous intéresse ici est que tout acte de conscience est l'acte d'un ego. Quoi que je fasse, que je travaille ou que je rêve, c'est bien à moi que ces choses arrivent. C'est pour cette raison que Husserl se déclarait une dette envers Descartes. La proposition de Husserl n'est autre que le *Je pense donc je suis* cartésien. Dans le *Je pense* il faut comprendre *vouloir, sentir, imaginer…* et tout autre acte de conscience qui est nécessairement le fait d'un *Je suis*. Voilà ce qui pour Descartes, et Husserl avec lui, est indubitable : je peux douter de tout mais je ne peux pas douter qu'il y a quelqu'un qui doute. Ce doute méthodique n'est autre que l'ἐποχή [epokhê] phénoménologique, le fondement de la pratique sophrologique : je ne retiens que ce qui apparaît comme tel dans ma conscience. Le fondement de tout connaître est donc l'ego. Ce qui m'apparaît est indubitable. Cet indubitable du penser est inhérent à la conscience et fonde l'existence.

Ce mécanisme auto-connaissant de la conscience, cette certitude première d'exister dans mes actes, et cependant non originaire, demande un premier dévoilement, un retour à soi. Nous l'opérons en sophrologie par l'ἐποχή, la suspension du jugement dans une attitude d'attention aux actes même de conscience qui, grâce à cette *mutation attentionnelle du jugement*, c'est ainsi qu'Husserl l'exprime, me rend *auteur* de mes actes et certain de moi-même. Être auteur de mes actes est la source d'une première identité, on pourrait dire une *identité-en-actes* dans laquelle je me découvre corporellement engagé. Cette identité corporelle correspond en quelque sorte à mon assurance responsabilité civile, je suis responsable de mes actes et de leurs conséquences. Ce rapport de soi-même à nos actes est un principe élémentaire de mienneté, de fidélité à soi-même, d'égologie de base bien tempérée, sans lequel la notion même d'identité deviendrait une pure abstraction, un non-sens.

Mais cette certitude de soi ne dit pas *ce* que ce soi est. On pourrait même dire que se savoir exister sans savoir *ce* que l'on est, est l'expression d'une méconnaissance primordiale de soi qui appelle un dépassement. À vrai dire, ce sujet en actes n'est pas encore véritablement un moi, il est comme le Sisyphe d'Albert Camus qui pousse son rocher, courageux certes, mais dans quelle perspective ? Être soi au sens commun du terme suppose une capacité de décision qui fait dire qu'on est libre. Pour qu'un tel moi se construise, il faut que le sujet se dégage de ses actes, qu'il s'en émancipe. Or, cette possibilité de distance à soi, et donc de reconnaissance de soi, nous la formons dans l'expérience du souvenir, qui est *réflexion* de la conscience, au sens le plus rigoureux. Sisyphe peut cesser de pousser son rocher, s'asseoir sur le bord du chemin et rêver, se souvenir d'où il vient et comment il en est venu là… Mes souvenirs sont formateurs de mon identité vécue, il y a eu des moments heureux, des moments malheureux ; j'ai conscience de vivre mon existence. De sujet de mes actes, je deviens sujet de mon existence. Je peux comprendre mes désirs, mes peurs ; mes choix ne sont plus aveugles ; j'ai une histoire. Cette identité correspond en quelque sorte à mon Curriculum Vitae, mon identité biographique. En sophrologie, nous rencontrons notre histoire vécue dans les pratiques sophro-mnésiques. Il ne s'agit pas de *revenir* au passé mais de faire du passé *le passé*, de prendre conscience de la temporalité de notre expérience vécue. Notre moi devient véritablement ici un moi psychique, moi connaissant mais aussi moi sensible pourvu d'un corps et d'une temporalité propre que nous nommons en sophrologie, le moi phronique, ou moi radical purifié de toute préconception.

En même temps que nous intégrons notre identité phronique, notre moi spatial et temporel – cette étape est incontournable – nous en faisons le deuil. Le contraire serait de rester attaché à ce que nous avons été. La question de notre être devient alors existentielle, c'est le sens du 3e cycle de notre formation. La question de notre identité intéresse alors notre devenir, *qu'est-ce qui m'importe ?* Mais peut-être devrais-je dire, *qu'est-ce qui me porte ?* C'est encore une fois notre histoire vécue qui détient la réponse à la question. Je vous propose cette petite réflexion. Vous êtes sophrologue mais vous n'êtes pas né ou née sophrologue. Il a bien fallu qu'un jour vous ayez senti un appel vers ce métier et que vous y répondiez. En quoi consiste cet appel ? Vous vous êtes probablement imaginé sophrologue et vous en avez éprouvé de la fierté, émotion que vous avez peut-être immédiatement recouverte par des doutes, des inquiétudes, des calculs... réactions souhaitables mais sans rapport avec votre élan car *ce plaisir de vous voir sophrologue*, vous l'avez ressenti, vous avez *fait phénomène* avec lui et voilà ce qui a commandé votre destinée. Pourquoi ? Ce moment où vous avez eu du plaisir à vous imaginer autre que ce que vous étiez, fut un moment heureux où de nouvelles valeurs se sont construites. Cette capacité de dépassement de soi, pour autant qu'elle soit authentique, vise toujours plus loin que soi, un autre que soi. Cette capacité à être transporté dans la contemplation d'un soi-autre est l'empathie. C'est donc grâce à notre capacité d'empathie que nous pouvons former dans notre expérience une troisième source d'identité, une identité de cœur, non *ce* que nous sommes, mais *ce* que nous aimons. Le développement de soi que propose la sophrologie ne serait pas possible sans alliance entre un sophronisant et un sophrologue. Le sens de cette alliance est que le sophronisant veut bien croire en quelqu'un qui croit en lui. Notre identité, *être-soi*, prend alors le sens primordial d'un *être-en-devenir*.

Cette tierce source d'identité, nous pourrions penser qu'elle vient en tierce position et qu'en définitive, nous pourrions peut-être bien nous en passer. Pouvons-nous vraiment nous passer d'alliance, nous passer de communauté de cœur, nous passer d'amour ? Cette identité, cette *identification*, nous l'avons rencontrée à différents moments de notre histoire vécue. Enfant, elle était la source et l'espace de nos jeux : les enfants ne jouent pas. Nous n'avons pas joué, nous *étions* les personnages que nous avons incarnés, ils ont vécu en nous et nous avons vécu en eux ! Cette expérience, la vie nous la ressert à chaque fois que nous avons à choisir *qui* nous voulons être :

le professionnel, l'ami, l'amant, le compagnon de cordée. Mais à chaque fois, ce qui nous engage dans l'expérience de ces communautés d'esprit, c'est la fidélité à une promesse. Notre identité la plus primordiale prend alors le sens d'une identité d'esprit, d'un *être-ensemble*.

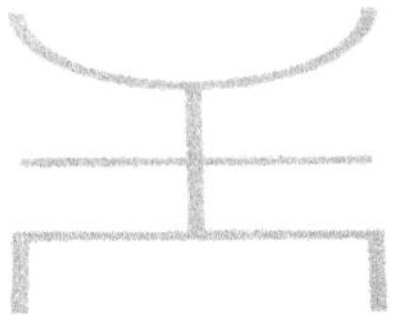

En résumé, nous avons identifié dans notre expérience trois formants de notre identité, qui s'avèrent trois espèces de mienneté :

- la fidélité à nos promesses, le moi spirituel
- la fidélité à notre histoire, le moi psychique
- la fidélité à nos actes, le moi pur

Ces trois formes de fidélité résonnent en nous en divers lieux ; elles n'engagent pas les mêmes espaces ni les mêmes temporalités ; elles sont pourtant indissociables dans l'intimité de notre corps vécu en tant que structure spatiale (fonction de forme) et de structure temporelle (fonction de contenu).

RÉFÉRENCES

Pour une théorie sociologique de l'identité, in Claude Dubar, *La socialisation : construction des identités sociales et professionnelles*, Armand Colin, 1995

Edmund Husserl, *Méditations cartésiennes Introduction à la phénoménologie*, Librairie philosophique J. Vrin, Paris, 2008

Paul Ricoeur, *Soi-même comme un autre*, Éditions du Seuil, 1990

L'IDENTITÉ EN SOPHROLOGIE ENTRE L'IMAGINAIRE ET LES NEUROSCIENCES

Benoit FOUCHÉ

Préambule :

La sophrologie s'inspire de la phénoménologie qui est une attitude philosophique qui décrit le fonctionnement de la conscience.

Mais la conscience que nous faisons vivre en sophrologie, c'est la conscience de nos sensations, de nos émotions, de notre représentation du monde extérieur et de l'autre. Mais l'important c'est de savoir que ces émotions et ces images sont les miennes et qu'il y a un « *je suis* » qui regarde le monde. Le monde extérieur est regardé à partir de nos sentiments intérieurs.

Ce qui fait notre identité, c'est le monde de nos sentiments intérieurs qui se projettent sur le monde extérieur.

Que cela soient les phénomènes subjectifs que nous vivons dans la pratique sophrologique ou les perceptions que nous avons, tous les jours, du monde extérieur, les phénomènes sont ce qui apparaît dans notre corps, sous forme de sensations et émotions et dans notre cerveau sous formes de représentations.

Nous allons étudier les composantes de notre atmosphère intérieure selon deux perspectives :

- la phénoménologie de l'imaginaire : décrire comment naissent en nous les images personnelles et fondamentales. Notre guide sera ici Gaston Bachelard.
- les neurosciences : comprendre comment dans notre cerveau se combinent nos émotions et nos représentations. Notre guide sera Antonio Damasio.

La phénoménologie de l'imaginaire

Dans la *Poétique de la rêverie*, Bachelard développe cette grande idée :« *l'image poétique dans son élan créateur échappe à toute détermination par nos sentiments personnels* ». C'est une idée qui au premier abord est paradoxale, mais a une signification pour nous sophrologues, comme nous allons le voir.

Bachelard nous permet de saisir que, dans l'expérience sophrologique de la relaxation dynamique, il y a plusieurs moments :

- un moment de la sensation corporelle : ce moment-là il n'en parle pas, mais nous le connaissons. C'est la base. La sensation du corps est vécue subjectivement par chacun d'entre nous : en relaxation allongée, je peux sentir ma main, dure, molle, lourde, légère, fourmillante. Et nous mettons ici entre parenthèses le jugement intellectuel, et d'abord la pensée.
- mais Bachelard sait qu'il y a un 2e moment dans cette écoute du corps vivant. Nous rencontrons, à travers le corps, nos émotions et nos sentiments. Ces émotions et ces sentiments surgissent de notre inconscient corporel. Et nous pouvons mettre des mots sur nos émotions. Les émotions qui peuvent apparaitre : la colère, l'angoisse, l'ouverture du cœur et la joie, le dégout, le plaisir de sentir son corps, d'autres encore.

L'émotion qui apparait dans une relaxation dynamique fait résonner des sentiments inconscients qui résident dans notre psychisme et dans notre corps.

Derrière ces émotions, résonnent des pulsions inconscientes et des images fantasmatiques liées à notre tempérament profond et à notre histoire personnelle. De la même manière, quand nous rencontrons le monde extérieur, nous y projetons notre subjectivité, notre personnalité : je ne vois pas un arbre de la même manière si je suis bûcheron, si je suis berger, si je suis un grimpeur, ou si je suis un magnétiseur ou un contemplatif. L'arbre ne « résonne » pas en moi de la même manière.

Ce 2e moment de l'expérience sophrologique où nous laissons, sans jugement intellectuel, émerger nos émotions et sentiments correspond à la phénoménologie existentielle.

Ce 2e moment peut nous ouvrir à un 3e moment qui nous permet de nous décentrer sur l'autre personne ou sur les autres, de sentir l'énergie de l'autre, de nous imaginer l'autre. Et Bachelard le dit très bien (p.70 ouvrage cité) :« *Nous connaissons autrui par l'imagination* ».

Mais ce qui est une belle découverte pour nous sophrologues, c'est que Bachelard nous fait découvrir un 4e moment que nous pouvons vivre en sophrologie : celui qu'il appelle la « rêverie » et qu'il a exposé de manière si riche dans la *Poétique de la rêverie* (éd. PUF). L'imagination en sophrologie peut s'élancer au-delà de nos émotions personnelles et nous rencontrons « *ces élans imaginaires* » que Bachelard identifie (p. 65 de *Poétique de la rêverie*) aux substances de l'alchimie :

- l'Eau, symbole de l'océan primordial et de la vie qui s'éveille,
- la Terre fécondante symbolisée par l'arbre enraciné,
- le Feu qui nous fait rayonner : le cœur est symbolisé par le soleil,
- l'Air qui nous élance vers l'avenir (*L'Air et les songes* est le titre de Bachelard),
- le Métal qui coupe et qui sépare.

Vous me direz que Bachelard a écrit sur les quatre premiers éléments de l'alchimie. Mais, il y a deux livres sur la Terre : La Terre et les rêveries du repos et La Terre et les rêveries de la volonté qui correspond au Métal…

Ce 4e moment nous pouvons l'appeler « phénoménologie transcendantale ».

Décrivant sa manière d'écouter ses patients, identifiable à ce 3e moment, Binswanger, célèbre psychiatre suisse (1881-1966), nous dit qu'apparaissent chez ses patients psychiatriques des sentiments qui s'expriment et qu'il appelle des « *projets de monde* » qui correspondent aux élans imaginaires de Bachelard.

Ces « *projets de monde* » ou dit autrement ces « *élans imaginaires* » font partie de notre identité. Nous pouvons dire autrement que, en état sophronique ou en état de transe, nous nous identifions à un de ces élans imaginaires.

Mais ces éléments de l'alchimie résident dans notre inconscient fondamental (c'est-à-dire au-delà de notre histoire personnelle), ce que Jung appelle l'inconscient collectif. Comme le dit Bachelard, c'est « *une rêverie cosmique* ».

Nous avons une deuxième perspective pour comprendre comment fonctionnent nos émotions et nos représentations imaginaires qui constituent les fondements de notre identité. C'est la perspective des neurosciences.

Les neurosciences : sensations, émotions, représentations, langage. Comment fonctionne le cerveau pour fabriquer notre identité.

Selon le modèle classique (de Mc Lean) qui nous est enseigné, il existe trois cerveaux :

- le cortex cérébral où s'élaborent nos pensées, nos décisions, nos passages à l'action, notre motricité, notre perception consciente du monde extérieur.
- le système limbique, qui se trouve dessous le cortex, constitué surtout de noyaux : l'amygdale, l'hippocampe, la substance grise périaqueducale (GPA), le gyrus cingulaire, le noyau acumens, le cortex insulaire. C'est traditionnellement le cerveau des émotions et des comportements pour la survie de l'espèce (nourriture, sexualité) et surtout le circuit de la récompense et de la punition.
- le système neurovégétatif qui commande nos organes avec surtout l'hypothalamus et le tronc cérébral.

Mais ce modèle de localisation des fonctions cérébrales (sensation, émotion, motricité, imagination, pensée) illustré par le cerveau triparti de MC Lean est corrigé par un autre modèle : « *L'état central fluctuant* », selon l'expression de JD Vincent dans *Biologie des passions*, anime le cerveau. Ce sont les neurohormones – la noradrénaline, la dopamine (hormone du passage à l'action), la sérotonine (hormone du comportement cohérent) – qui en se promenant entre les noyaux cérébraux et les cortex créent les émotions, les sentiments et les humeurs.

Nous allons suivre A. Damasio dans son maître livre *L'Autre Moi-Même. Les nouvelles cartes du cerveau, de la conscience et des émotions* » (Ed. Odile Jacob), pour nuancer cette vision du cerveau humain bien découpé :

- La pensée rationnelle.
- Le monde des émotions et des sentiments.
- La commande de la mécanique des organes.

Damasio affirme dès le début de son premier livre *L'erreur de Descartes* : « *la capacité d'exprimer et de ressentir des émotions est indispensable à la mise en œuvre des comportements rationnels* ».

Damasio au départ distingue l'esprit et la conscience.

L'esprit est une architecture de réseaux (comme des routes), de cartes (comme des immeubles), de codes (comme des panneaux). Cette architecture enregistre les représentations que nous nous faisons de nous-même et du monde.

Nos sensations visuelles, auditives, tactiles, olfactives, viscérales sont cartographiées dans des cortex primaires sensoriels qui sont spécialisés chacun dans un de ces sens. Le cortex visuel est dans le cortex occipital.

L'esprit construit les centres neurologiques qui s'allument pour nous faire vivre, dans notre système limbique, nos sentiments et émotions.

L'esprit construit les images où nous envisageons notre action future.

Ces réseaux permettent de cartographier le monde qui nous entoure et notre vécu corporel à l'intérieur du cerveau. Or nous travaillons, nous sophrologues sur notre vécu du corps et sur les images sensitives qui apparaissent en nous à partir de notre vivance corporelle. C'est pourquoi la neurologie de la conscience du corps, selon Damasio, peut asseoir notre pratique.

La conscience, c'est savoir que ces représentations et ces processus mentaux (décision, passage à l'acte) sont miens. Il y a un sujet derrière. Je suis ce soi et ces processus mentaux (ma vie intérieure) sont donc mon identité.

Il y a dans l'évolution trois étapes qui voient apparaître ces trois instances que l'on retrouve chez l'homme :

- Chez l'escargot, il y a perception de l'environnement et mouvement par une réaction réflexe, mais ni esprit, ni conscience.
- Chez l'insecte, il y a l'esprit qui permet d'emmagasiner des informations et de passer à l'action en évaluant la

satisfaction ou le déplaisir, mais il n'y a pas de conscience.

- Chez l'homme, il y a une conscience : c'est moi qui perçois et moi qui agit.

En bas de la page 29 de *L'Autre Moi-même*, Damasio dit : « *Parmi les idées avancées dans ce livre, aucune n'est plus centrale que celle qui veut que le corps soit un fondement de l'esprit conscient* ».

Comment ne pas dire que Damasio avec sa conception du soi et de la conscience du corps rejoint notre Sophrologie.

Une autre citation de Damasio nous dit qu'il est dans la perspective sophrologique sans le savoir : « *Le soi, c'est la perception de ce qui se vit à l'intérieur de nous-mêmes* ».

Le corps qui ressent et qui agit est le rocher sur lequel est bâti le soi. Le soi est la concentration de l'esprit sur le corps vécu et le monde imaginaire : c'est, pour reprendre les mots de la sophrologie, notre vivance personnelle.

Damasio distingue divers niveaux de complexité du soi.

Il y a, selon Damasio, trois étapes dans la construction du soi, c'est-à-dire dans la construction de notre vécu intérieur, ce que nous vivons dans notre corps et notre cerveau. Ces étapes correspondent, selon l'évolution, à la complexification du cerveau des animaux juste réactifs à l'environnement jusqu'à l'homme doté d'une conscience avec un passé et un avenir. Ces étapes de la construction du soi sont donc :

- Le protosoi : vécu de base de mon corps.
- Le soi noyau : conscience de ma présence ici et maintenant.
- Le soi autobiographique : conscience du passé et de l'avenir.

Le protosoi

Le protosoi est le niveau des sentiments primordiaux, c'est le vécu du plaisir et de la douleur, donc le vécu du corps qui est emmagasiné ici sans qu'il soit besoin de mots.

Le protosoi habite l'hypothalamus, le mésencéphale et le tronc cérébral : c'est l'arbre racine du cerveau.

L'hypothalamus et le tronc cérébral centralisent ces informations de plaisir et de déplaisir et ajustent les paramètres de l'organisme : la tension artérielle, la température du corps, les battements cardiaques, les sécrétions des hormones (thyroïde, hormones sexuelles) : c'est l'homéostasie physiologique.

La dopamine, hormone du plaisir et de la récompense, est secrétée dans la partie supérieure du tronc cérébral (aire tegmentale ventrale) ; c'est aussi une neurohormone de l'hypothalamus qui se transforme en adrénaline et en noradrénaline.

Le soi est d'abord, avec le protosoi, le gardien et le conservateur des valeurs biologiques du corps.

Le protosoi, c'est le sentiment que mes organes et mes muscles et ma peau fonctionnent : c'est un sentiment primordial.

L'éprouvé est conscient, mais les mécanismes qui produisent le plaisir et la douleur sont automatiques. La conscience, au niveau du protosoi, est purement passive.

La conscience sophrologique est active et capable de modifier le plaisir et la douleur dans le corps.

Grace à la sophrologie la conscience active descend jusque dans le protosoi.

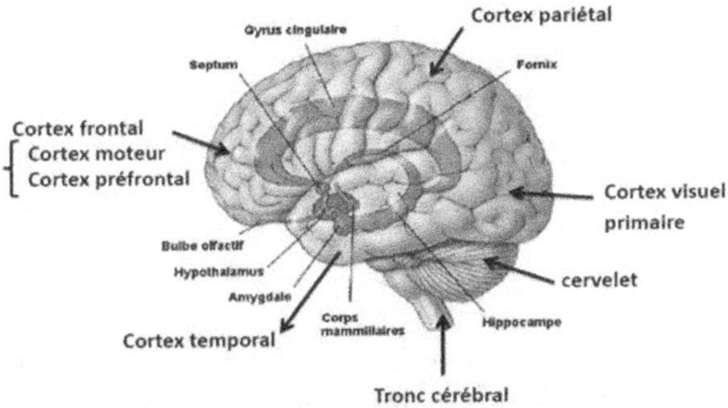

Le cortex insulaire est enterré sous les cortex frontal et pariétal

Cortex, système limbique et hypothalamus

Le soi noyau

Comment se construit la concentration de la conscience sur les contenus de l'esprit ?

Le soi noyau, c'est la concentration de la conscience sur les émotions et les sentiments qui m'habitent ici et maintenant et sur ma perception, ainsi que l'action sur l'environnement. En termes sophrologiques, c'est être là présent là où je suis ; sentir l'environnement et répondre par son attitude de manière consciente et non réflexe ; c'est-à-dire que je me représente mon passage à l'action avant de le réaliser. Et cela c'est l'œuvre du cortex préfrontal.

La perception de l'état de notre corps dans un moment d'émotion, nous dit Damasio, est surtout cartographiée dans le cortex insulaire. Car le cortex insulaire est le cortex somato-sensitif de nos organes. Le cortex insulaire module des émotions : l'écoute de la musique qu'on aime ou, au contraire, le dégout d'un plat à manger et même la colère d'une situation.

Le soi noyau se concentre sur des objets et des situations qui déclenchent en lui une émotion, d'ailleurs, plus ou moins consciente.

« *Le soi vient à l'esprit sous forme d'images qui racontent l'engagement vis-à-vis de l'objet* »[1]. Nous enregistrons dans notre esprit les objets vis-à-vis desquels nous ressentons une émotion. Nous enregistrons, d'abord dans les cortex sensoriels primaires et ensuite dans les cortex secondaires.

Les cortex sensoriels secondaires et multimodaux nous permettent d'observer la situation en coordonnant les différents sens – visuels, auditifs, olfactifs dans une image synthétique. Damasio semble dire que l'information dans ces cortex secondaires commencent à passer de la cartographie au codage.

« *Quand nous voyons et entendons parler une personne, les deux évènements neuraux sont d'abord dans les cortex visuels et auditifs primaires et s'associent ensuite dans un cortex secondaire* »[2] sous forme de carte ou de code.

Et quand ces images sont emmagasinées dans la mémoire et deviennent inconscientes, elles sont codées dans des cortex associatifs supérieurs.

Le soi noyau nous permet de sentir l'environnement par l'excitation des cortex sensoriels primaires, puis secondaires, c'est-à-dire associatifs.

---

[1] *L'Autre Moi-même*, p. 248
[2] *L'Autre Moi-même*, p.184

Il nous permet aussi de décider et d'agir grâce au cortex préfrontal. Un patient de Damasio dans *L'erreur de Descartes* (chap.3) a une lésion limitée au cortex orbitofrontal (qui fait partie du cortex préfrontal) : il a une bonne mémoire et une bonne attention, mais il est incapable de prendre une décision et de la maintenir.

Le soi autobiographique

Le soi autobiographique se souvient et vit l'expérience nouvelle, en fonction du passé.

Il y a donc ma vivance d'aujourd'hui et l'expérience passée derrière.

- le monde qui m'entoure est perçu sous la forme d'images sensitives qui sont cartographiées dans des cortex sensoriels primaires. Ces images-là, j'en ai conscience en associant les différents sens. Mais cela ne veut pas dire que j'ai une appréhension objective du monde qui m'entoure. Je crois ne vivre que dans un espace perçu simplement par ma conscience. Ce sont, en fait, des marionnettes que nous voyons jouer sur la scène.
- car ces images conscientes sont sous-tendues par des images inconscientes. Je perçois le monde environnant selon mon expérience et mes émotions passées, telles qu'elles sont codées dans les cortex associatifs supérieurs où vit ma mémoire inconsciente. Ici sont les marionnettistes qui tirent les ficelles.

Ce travail du soi noyau autobiographique est capital pour nous ; car, en état de conscience sophronique, nous faisons remonter de notre inconscient des images de notre histoire personnelle et des images fondamentales de notre inconscient collectif, comme nous l'avons vu avec Bachelard.

C'est émotion que suscite l'objet, qui confère à l'image de l'objet une valeur qui fait que nous en gardons la mémoire et que nous pouvons la faire remonter de nos cortex mémoriels.

Conclusion :

Ce qui fait mon identité :

- c'est ma présence ici et maintenant devant vous, c'est-à-dire le soi noyau.
- mais derrière cette présence vécue, il y a des souvenirs qui reviennent à ma mémoire : souvenirs pour moi de cours que j'ai pu faire ; je suis plein de souvenirs d'enseignant qui émergent de ma mémoire.
- et puis derrière, il y a une grande masse d'images et d'émotions qui restent inconscientes.

Cet inconscient, il est d'abord personnel : ce sont les souvenirs de mon histoire qui colorent ma vie aujourd'hui.

Mais mon identité, c'est aussi comment je vis des pulsions-images fondamentales que je peux, surtout en état sophronique, sentir émergées à l'intérieur de moi.

- Comment se vit en moi la pulsion-image Eau qui est le jaillissement premier de la vie, l'océan primordial dont nous émergeons, la fontaine jaillissante qui nourrit mon énergie… ou, au contraire le fantasme mélancolique de se noyer dans la mer.
- Comment je vis la pulsion-image Terre : être debout bien planté et pouvoir agir, parler, faire des gestes, élaborer une architecture de connaissance être, comme un arbre qui s'enracine et se déploie ou au contraire ne pas tenir debout et rester sans voix.
- Comment je vis la pulsion-image Métal qui représente : l'énergie de défense. Dans la vie, il y a des moments où il faut défendre son territoire et nous faisons appel à d'autres périodes où nous avons dû batailler. Mais derrière, il y a cette capacité fondamentale de se défendre qui n'a pas la même force chez tout le monde. La force de chacune des pulsions-images n'est pas égale chez tout le monde. On peut manquer d'énergie de défense. Et, je crois que c'est avant notre histoire personnelle.
- Il y a la pulsion-image Air : la capacité de s'envoler vers l'avenir : il y a des personnes qui, naturellement, se projettent dans l'avenir. D'autres qui sont plus tournées

vers le passé. C'est une force fondamentale de notre identité.

- Et il y a la pulsion-image Feu qui se mobilise dans l'ouverture aux autres, la capacité de rayonner avec plus ou moins de force.

Ces cinq forces qui ont été décrites dans l'alchimie traditionnelle constituent un inconscient fondamental, proche de l'inconscient collectif de Jung.

On pourrait dire que notre identité, c'est :

- notre conscience de sentir, de réfléchir et d'agir ici et maintenant.
- notre inconscient personnel qui colore notre manière d'être en ce moment.
- notre inconscient fondamental que sont ces pulsions de vie qui sous-tendent notre présence.

ECCE CORPUS OU COMMENT LA PENSÉE OCCIDENTALE A FLUCTUÉ ENTRE CORPS MAUDIT ET CORPS AIMÉ

Luc STRENNA

« Si quelque chose est sacré, le corps humain est sacré. »
Walt Whitman

Ecce corpus ou « *voici le corps* » s'inspire de la formule « *Ecce homo* » employée par Ponce Pilate pour présenter le corps de Jésus martyrisé. La pensée occidentale est la pensée qui trouve sa source dans la tradition judéo-chrétienne et gréco-romaine.

INTRODUCTION

Je vais donc vous convier à une petite promenade, à la confluence entre la philosophie, les sciences humaines et les sciences de la nature.

Corps vient du latin *corpus* qui recèle déjà, plus de vingt siècles en arrière, les sens actuels de corps, ce qui dénote une belle continuité. *Corpus* signifie en effet d'abord le corps, le corps mort et la chair du corps mais aussi l'individu (qui est corps), la personne et bien d'autres sens contemporains.

J'articulerai mon propos selon la distinction, traditionnelle en philosophie, de deux positions contradictoires : avoir un corps ou bien être son corps. Puis, de manière peut-être plus concrète et plus orientée vers les sciences humaines, je m'interrogerai sur le corps comme intersection de la nature et de la culture. Dans la perspective du thème de ce congrès, cela peut nous amener à nous demander si le corps représente le lieu de notre identité.

La sophrologie s'enracine en grande partie dans « *l'être son corps* » mais on ne peut comprendre « *l'être son corps* » si on ne comprend pas qu'il s'est constitué contre « *l'avoir un corps* ».

I. AVOIR UN CORPS

« *Carcasse, où est ta place ici, gêneuse, pisseuse, pot cassé ?*
Poulie gémissante, comme tu vas sentir les cordages tendus des quatre mondes !
Comme je vais t'écarteler ! »
Henri Michaux

Si j'ai un corps cela signifie que quelque chose de moi qui n'est pas entièrement corps possède ce corps. Dans la pensée occidentale, religion mais aussi philosophie, on parlera ainsi de l'âme comme principe de vie du corps et de l'esprit comme raison conduisant le corps.

Dans cette optique, et dès longtemps, l'homme a mis son corps à l'épreuve.

1. Le corps maudit : les avatars de l'ascétisme

Par exemple l'ascétisme consiste, au nom de raisons d'ordre philosophique ou religieux, à refuser certaines satisfactions du corps ou à lui infliger des privations, voire de la douleur ; au sens étymologique, il signifie le fait de s'exercer.

L'ascétisme platonicien

Platon, dans le *Gorgias,* n'a pas de mots assez durs à l'égard du corps. Il y affirme, sous forme de jeu de mots, que notre corps, « *soma* », est un véritable tombeau, « *sèma* », le sépulcre de notre âme. Le corps est prison, gêne, poids, obstacle. Les métaphores s'enchainent alors : notre corps est ce clou qui encloue notre âme et nous ne pourrons rien espérer de bien ni de grand pour elle, « *tant que nous serons pétris avec pareille malfaisance* », comme il le dit dans le *Phédon* ou *De l'immortalité de l'âme*, récit des derniers moments de Socrate auprès de ses disciples, avant qu'il ne boive la cigüe. C'est ainsi que la mort apparait comme une délivrance, puisqu'elle va nous débarrasser de lui.

Une certaine conception de l'ascétisme chrétien

Pascal l'a théorisé dans les *Pensées* et pratiqué dans sa vie. Mais chez Platon, à la différence de Pascal, le corps n'est pas infect et il ne faut pas le refuser en bloc mais lui assigner sa véritable place.

Les dérives chrétiennes de l'ascétisme conduisent à l'usage du cilice, de la haire et de la discipline, dénoncées par Molière dans son *Tartuffe*. En tant que mépris du corps et des jouissances sensibles, il est, bien souvent, fort suspect et ambigu. Les théologiens du Moyen-âge parlaient déjà, pour condamner le caractère extrêmement malsain de la délectation morose, la jouissance que l'on tire de sa propre souffrance ou de sa propre abjection. Ce mépris du corps de l'ascète, qui croit l'avoir en pleine propriété, peut également être pensé comme une autopunition ambivalente, à la manière de l'anorexie. À la fois je punis ce corps que je refuse pour diverses raisons et je jouis de ma toute puissance sur moi-même, puisque je suis capable de le dominer, en allant contre ce qui est le plus fort pour le vivant, l'instinct de conservation de son corps.

L'échec des refus du corps

Un tel masochisme, au sens large, revient finalement à l'inverse de ses objectifs avoués ; il donne une importance démesurée au corps. En effet, sauf à me suicider, je ne peux pas faire que je n'ai pas de corps, je ne peux faire abstraction de mes besoins ni de certains de mes désirs. C'est pourquoi l'anorexie, à partir d'un certain stade, conduit inéluctablement à la mort. C'est également pourquoi l'ascétisme poussé à l'extrême de sa logique, conduit à se laisser mourir de faim. Par conséquent, à moins d'ériger en valeur sa propre mise à mort, une conception du bonheur qui serait exclusivement centrée sur le refus sans appel du corps représenterait un échec inéluctable.

Mais l'ascétisme représente simplement un versant du christianisme parmi d'autres, christianisme qui est également, *a contrario*, le seul des grands monothéismes occidentaux où Dieu se soit fait homme, corps d'homme.

2. Le corps chrétien

La tente

La mystique, par exemple, représente un rapport tout à fait particulier au corps : l'étrangeté à lui-même. L'extase mystique des visions est en effet, selon l'étymologie, sortie de soi et du temps, donc sortie de son corps charnel, à tel point par exemple qu'il en devient insensible à la douleur, puisque l'âme, toute à Dieu, s'est comme retirée de lui, ainsi que le dit Sainte Thérèse d'Avila.

Sans parler de l'ascétisme, on trouve chez Saint Paul, dans la *Deuxième Épitre aux Corinthiens*, l'idée que le corps charnel, périssable, notre « demeure terrestre » est une tente (ce qui évoque nomadisme et précarité ; nous sommes tous en ce sens des migrants sur la terre…). « *Nous savons qu'en demeurant dans ce corps, nous demeurons loin du Seigneur-car nous marchons par la foi et non par la vue, nous aimons mieux quitter ce corps et demeurer auprès du Seigneur.* » D'où le martyr.

L'incarnation

Dans le droit fil de celle du Christ, notre résurrection implique la résurrection de notre corps, affirmée dans le *Credo*. Le « *corps céleste* », cette « *demeure éternelle* » ne sera pas fait de chair et de sang mais incorruptible et pérenne, en parfaite harmonie avec notre esprit. Et ce corps est mon corps propre, à nul autre pareil. Il y a donc une immortalité du corps.

Contrairement aux apparences, le christianisme ne se résume donc nullement au mépris du corps.

Pendant tout le Moyen-âge, le christianisme va trouver son socle théorique dans la pensée aristotélicienne, ce qu'on appelle la philosophie scolastique.

3. Le pilote et son navire

L'entéléchie

Pour Aristote, tous les vivants sont animés mais ils n'ont pas la même âme. L'âme végétative est le principe de croissance du corps des végétaux ; l'âme sensitive, le principe du mouvement du corps des animaux, l'esprit, le principe de la pensée et perfection du corps. C'est pourquoi ils n'ont pas le même corps (un matérialiste pour lequel je suis mon corps dirait l'inverse : c'est parce qu'ils n'ont pas le même corps qu'ils n'ont pas la même âme). Qu'est-ce donc que l'âme ?

« *Mais ce qui reste obscur encore, c'est de savoir si l'âme est la réalité parfaite, l'entéléchie du corps, comme le pilote est l'âme du vaisseau* », dit Aristote. « *L'entéléchie* » est la réalisation en acte de ce qui était en puissance : l'âme amène à l'état de perfection tout ce qui était potentiellement dans le corps ; elle fait le corps parfait. « *Comme le pilote est l'âme du vaisseau* » : en ce sens, l'âme serait parfaitement distincte du corps et séparable, car le pilote peut quitter le navire et se rendre dans un autre navire ; il le dirige mais ne lui appartient pas.

L'union consubstantielle

Descartes critique Aristote : « *je ne suis pas seulement logé dans mon corps ainsi qu'un pilote en son navire mais, outre cela, je lui suis conjoint très étroitement et tellement confondu et mêlé que je compose un seul tout avec lui.* » Pour Descartes, il existe seulement deux substances : l'étendue et la pensée. Tout ce qui existe participe de ces deux substances. Par exemple, une table est une portion d'étendue, comme mon corps. La substance pensante est immatérielle, mon âme par exemple. Mais il existe un seul être où se rencontrent ces deux substances : l'homme, siège de l'union consubstantielle, l'union de l'âme et du corps donc de la pensée et de l'étendue.

Le corps machine

C'est pour cela que, chez Descartes, mon corps, même s'il est complètement mécanique, n'est pas celui des animaux qui ne sont que des machines, c'est-à-dire que des portions d'étendue en mouvement. Mais s'il n'est pas que machine, le corps humain est aussi machine. Descartes reste un idéaliste qui affirme que « *le corps n'est que la moindre partie de nous* ». Les affects proviennent du corps.

Descartes est ainsi un des fondateurs de la science et de la technique modernes. Sa biologie est celle d'un physicien, à la différence d'une partie du courant éthologique contemporain.

L'humanisme de la Renaissance avait pourtant choisi une voie différente de celle de Descartes.

4. Du corps humain à l'humain augmenté

Le corps humaniste

La devise clef de la Renaissance, tirée des *Satires* de Juvénal est : « *un esprit sain dans un corps sain* ». Le « dans » plaide pour un avoir du corps, dans cet équilibre entre corps et esprit, que Rabelais présente comme l'idéal de notre nature, dans l'utopie de l'abbaye de Thélème. C'est aussi une manière de se démarquer de la religion chrétienne et plus particulièrement des excès de l'ascétisme. L'éducation de Gargantua comprend en effet des exercices physiques qui suivent, précèdent et accompagnent ceux de l'esprit. Le bien-être physique est la condition du bien faire moral.

La caractéristique de la position humaniste est qu'en référence à la philosophie antique, plus particulièrement Aristote, elle préconise en toutes choses le respect du juste milieu, la médiocrité dorée, cette ligne de crête si difficile à tenir entre deux précipices. La vertu consiste en effet à fuir toute forme d'excès, qu'il s'agisse du trop ou du trop peu.

C'est bien pourquoi le corps des transhumanistes n'est en rien celui des humanistes.

Le corps transhumaniste

Cette idéologie du début du XXIe siècle vise, grâce à la technique, le remplacement des humains par des « humains augmentés », ou « améliorés », après un passage par des transhumains ou « humains de transition ».

Il apparaît en effet possible d'augmenter considérablement les performances humaines du corps, en introduisant des nanomachines au cœur de l'organisme, par exemple en minimisant le besoin de sommeil, ou en donnant une mémoire infaillible. Il est également possible d'évacuer de la sexualité, à la fois comme source de plaisir et moyen de procréation. La médecine régénératrice réaliserait alors le vieux rêve de l'auto-réparation des organes disparus se refaisant, chemin vers la fin des maladies et une quasi immortalité, voire la mort de la mort.

Mais, ainsi que le disait Nietzsche : « *on peut mourir d'être immortel* » ; le fantasme d'immortalité tue le désir ; la mort de notre corps est en effet notre aiguillon. Le meilleur des mondes d'Huxley est devant nous. Si tout est remplaçable, et remplacé, dans notre corps, il n'y aura plus lieu d'être attaché à lui, puisque nous pourrons en changer à volonté. J'ai un corps qui n'est qu'un simple instrument, je ne suis en aucun cas mon corps. Le transhumanisme revient finalement à un intellectualisme forcené, le corps n'étant qu'une sorte de protoplasme, de prothèse de l'esprit, modifiable à volonté, loin de la tranquillité bonhomme et mesurée de l'humanisme. Il représente un simple terrain de jeu, comme pour l'art corporel. Curieusement, on n'est pas très loin de l'ascétisme sur ce point, le masochisme mis à part.

Cela est clair : pour eux, je ne suis pas mon corps.

II. ÊTRE SON CORPS

« *Je suis corps tout entier et rien d'autre ; l'âme n'est qu'un mot désignant une parcelle du corps.* »
Friedrich Nietzsche

On pourrait ici développer nombre de philosophies matérialistes qui font de l'esprit une simple émanation du corps. Je me contenterai de deux exemples.

1. Spinoza : *l'identité du corps et de l'esprit*

« *Personne [...] n'a jusqu'ici déterminé ce que peut le corps* » affirme Spinoza. Le corps exprime en effet, à sa manière, exactement la même chose que l'esprit ; c'est le parallélisme des deux seuls attributs (la pensée et l'étendue) de Dieu (c'est-à-dire la nature ; le dieu de Spinoza n'a rien à voir avec le dieu-judéo-chrétien) que nous puissions connaitre. Le spinozisme est un monisme (il n'existe qu'une seule réalité), à l'inverse du dualisme cartésien (il existe deux réalités irréductibles l'une à l'autre, même si elles peuvent cohabiter dans le seul être humain). Corps et esprit traduisent la même réalité et n'ont aucun privilège l'un par rapport à l'autre ; l'homme n'est pas double.

Il n'existe pas d'union de l'âme et du corps telle que l'envisageait Descartes, un peu comme une monstruosité (le mariage de la carpe et du lapin…) mais plutôt un parallélisme ou une correspondance entre les deux. La preuve en est que l'inertie du corps dans le sommeil le prive de l'aptitude à penser : « *lorsque le corps est en repos pendant le sommeil, l'esprit est endormi en même temps que lui et n'a pas le pouvoir de penser de l'état de veille* ».

Pour Spinoza, comme pour les matérialistes auxquels on l'accusait d'appartenir, je n'ai pas un corps, je suis mon corps, tout autant que je suis mon esprit, ni plus, ni moins. D'ailleurs « *le corps humain existe comme nous le sentons* ». Le corps et l'esprit marchent ensemble.

D'une autre manière, les philosophes du soupçon (classiquement Marx, Nietzsche et Freud) vont installer l'âme dans la dépendance du corps, parce que leur démarche consiste à aller voir en dessous ce qui est caché mais agissant : le corps.

2. Les philosophies du soupçon

La grande raison

Nietzsche par exemple se demande ce qui se cache en dessous de l'esprit et y trouve le seul corps. Il n'existe aucune autonomie de l'esprit. Pour lui, l'esprit ne fait en effet que chanter la chanson du corps ; il n'en a composé ni le texte ni la musique. Il ne peut que l'interpréter, à la manière d'un pianiste qui joue un morceau qui n'est pas de lui.

Ainsi, il y a davantage de raison dans mon corps que dans ma plus grande sagesse. Quant à l'esprit « *il est le héraut des luttes et des victoires du corps, son compagnon et son écho* ».

Et Nietzsche de conclure : « *je suis corps tout entier et rien d'autre ; l'âme n'est qu'un mot désignant une parcelle du corps* ».

L'idéal ascétique de ceux qui méprisent le corps, représente pour lui la négation du corps et une lutte sourde contre toutes ses formes d'épanouissement, qu'il s'agisse de beauté, de santé ou de plaisir. L'idéal ascétique est volonté de ne pas voir que l'existence n'a pas de sens, est insupportable à l'homme.

Il n'est pas vain d'examiner ce que d'autres cultures que la nôtre nous disent du corps.

3. Le corps dans les autres cultures

Asie

En Asie, je n'ai pas un corps mais je serais plutôt mon corps (dans les deux sens : être et suivre), parce que je suis vécu par lui. Il existe en effet un corps subtil qui n'est pas perceptible par nos cinq sens mais accessible par la seule méditation. Il est un flux d'énergie (qi en chinois, ki en japonais) qui parcourt notre corps selon un circuit complexe de méridiens. L'acupuncture vise à lutter contre la stagnation du qi. Le corps subtil commande aussi bien le psychologique que le physiologique. On perçoit par-là que, pour reprendre un terme de la philosophie occidentale, la conception de l'être humain des orientaux reste strictement moniste. En revanche, existe, chez certains philosophes hindous, un dualisme entre corps grossier et corps subtil. Le tantrisme propose des pratiques ésotériques, communes à l'hindouisme et au bouddhisme, visant à spiritualiser le corps

Chaque humain a également, pour les chinois, un corps spirituel qui est distinct de son corps fluide et de son enveloppe charnelle et qui est présent dans les émotions.

Métempsychose et Métensomatose

Pour les pensées de la métempsychose (Pythagore, Platon, hindouisme par exemple), l'âme peut animer successivement plusieurs corps vivants, humains et/ou non humains.

La métensomatose, ou « *déplacement du corps* », est une doctrine de la réincarnation mais de la réincarnation d'un corps dans un autre corps. Elle est physique et non psychique comme la métempsychose, c'est-à-dire qu'elle consiste en la transmigration d'éléments de l'ancien corps dans le nouveau et non d'une âme dans un nouveau corps. Le bouddhisme serait plutôt une métensomatose qu'une métempsychose, puisqu'il n'y a pas pour lui d'existence proprement individuelle de l'âme.

Si l'on veut simplifier en occidentalisant, la métempsychose témoignerait du fait que nous avons un corps, la métensomatose que nous sommes corps.

Sociétés premières

La question du rapport entre la matière et l'esprit n'a pas du tout le même sens dans les pensées animistes que dans notre tradition philosophique occidentale. Les animismes des sociétés primitives ou premières (définies par les ethnologues comme les sociétés qui ne connaissent pas l'écriture) regroupent un ensemble de croyances très différentes selon lesquelles, pour parler en termes occidentaux, tous les êtres de la nature ont une âme. *Stricto sensu* et pour parler encore en termes occidentaux, ce qui est donc une trahison de leurs systèmes de pensée, les animistes ne font pas de véritable distinction entre l'esprit et la matière.

L'idée d'un esprit incarné et d'un corps au monde se retrouve, *mutatis mutandis*, dans la phénoménologie.

4. Le corps phénoménologique

Le corps propre, c'est le corps sujet et non objet du monde : « *puissance à la fois d'agir et de percevoir* » donc « *moyen pour le sujet d'insertion dans le monde* » dit Maurice Merleau-Ponty. C'est un corps présent au monde dans la perception, un corps de chair, vécu et non pas seulement imaginé ou représenté, de façon symbolique ou conceptuelle.

C'est le corps qui perçoit

Le fondateur de la phénoménologie, Edmund Husserl affirmait, dans *Chose et espace,* qu'il faut alors revenir aux choses mêmes, ce qui est une définition de la phénoménologie en général. Les choses mêmes, c'est-à-dire l'expérience originaire que nous faisons du monde : « *la chose est le corrélatif de mon corps... Elle n'est pas d'abord une signification de mon entendement mais une structure accessible à l'inspection du corps* ».

Le sens n'est pas projeté d'abord sur les choses de l'extérieur par un esprit pensant mais vécu par le corps. Maurice Merleau-Ponty, dans la *Phénoménologie de la perception,* prend l'exemple du *Lys dans la vallée* de Balzac : « *l'amour est dans les bouquets que Félix De Vandenesse offre à Madame de*

Mortsauf, le bouquet est jusqu'à l'évidence un bouquet d'amour, pourtant il est impossible de dire ce qui en lui signifie l'amour... Il n'y pas d'autre manière de le comprendre que de le regarder, et alors il dit ce qu'il a à dire ».

Merleau-Ponty s'appuie sur les travaux de neuropsychiatres, comme Kurt Goldstein, pour parler des couleurs. Il cite Kandinsky à propos du vert : « *il ne nous demande rien et ne nous appelle à rien* », Goethe à propos du bleu qui semble « *céder à notre regard* » (voir les bleus d'Yves Klein) et un malade de Goldstein, à propos du rouge qui « *déchire* ». Il en conclut qu'il ne faut pas « *se demander comment et pourquoi le rouge signifie l'effort ou la violence, le vert le repos et la paix, il faut réapprendre à vivre ces couleurs comme les vit notre corps, c'est-à-dire comme des concrétions de paix ou de violence* ».

Notre corps n'est donc pas un simple instrument extérieur à notre personne. Le corps est lieu constitutif de notre expérience, porteur de signification, mouvement d'expression. Nous sommes notre corps bien davantage que nous n'avons un corps.

Routine et habitude

Plutôt que l'exemple de l'organiste que prend Merleau-Ponty, j'utiliserai celui du pianiste, par moi vécu. Ma professeure de piano nous imposait un exercice redoutable : jouer un morceau, même simple, tout en lisant à voix haute le journal installé à la place de la partition, en étant capable de se remémorer ensuite les grandes lignes de ce que l'on avait lu. Ainsi s'exprimait le corps ; l'esprit ne doit pas calculer sur quelles touches mettre les doigts, avec quel doigté, quelle intensité, quelle longueur, selon quel type de toucher, etc., mais laisser le corps se jeter en avant (*pro-jet*) : le pianiste devient alors son corps.

Bien sûr, cet état n'est pas natif : il y a là énormément de travail, d'apprentissage, d'habitude mais cela donne une idée de ce qu'est notre corps. La vraie habitude n'est pas la routine ; elle consiste, selon Heidegger, à habiter, à être à l'intérieur.

La routine, au contraire, est extérieure à notre corps, sur lequel elle est plaquée, elle est asservissement, aliénation, donc négation de notre liberté car nous n'y demeurons pas ; ainsi

Charlot, dans *Les temps modernes*, continue à boulonner mécaniquement tout ce qui ressemble à un écrou, y compris les boutons de la robe d'une secrétaire. Elle consiste à réagir à un signal donné par des actes automatiques, au déroulement toujours identique.

En revanche, l'habitude est créatrice de liberté, d'autant qu'il est toujours possible de la perfectionner ; le corps du pianiste a assimilé l'habitude de jouer un morceau, qui est proprement incorporé, devenu corps, à tel point qu'elle est vécue comme si elle était innée et lui permet de se consacrer totalement à son interprétation. Selon l'expression d'Alain, le corps est devenu fluide.

Beaucoup de nos habitudes ne sont, hélas ! que des routines qui, en fait, nous déshabituent de l'essentiel.

Je voudrais maintenant m'interroger sur notre rapport au corps dans ce qui, finalement, compte le plus pour nous, les affects au sens large.

4. Le cri du corps ou le corps vibrant : les affects

Plutôt que de parler de la douleur, pourtant première, ou de la maladie, ou de l'émotion, je me contenterai d'évoquer maintenant le corps passionné.

Le corps passionné : la petite fille louche

Il existe toute une tradition philosophique, remontant à l'antiquité, qui consiste à affirmer que la passion n'est qu'une question d'ordre physiologique. Descartes, dans son *Traité des passions*, soutient par exemple l'idée que la racine de la passion est à rechercher dans le corps, qu'elle n'est, en quelque sorte, que l'écho des aventures du corps dans notre esprit et que tout son tumulte, qui bouleverse si profondément le cours du monde, se réduit finalement à un commentaire de ce qui se passe dans nos organes, le cerveau au premier chef.

Dans la lettre à Chanut du 6 juin 1647, sur la « *petite fille louche* », Descartes avoue son attirance, voire sa faiblesse, pour les femmes qui louchent et l'attribue à de véritables sillons qui se sont creusés dans son cerveau. Il lui arrivait en effet de jouer souvent, quand il était enfant, avec une petite fille qu'il aimait bien et qui louchait, de telle sorte que l'habitude a sculpté dans son corps même une association d'idées entre ce défaut et une sorte de plaisir. Descartes ajoute alors que la compréhension de ce phénomène, purement biologique, l'a débarrassé une fois pour toutes de cette faiblesse. Ainsi donc l'amour et plus généralement les sentiments prennent leur source dans des mécanismes corporels et non dans l'esprit.

C'est ici que l'on pourrait parler du corps de l'autre et de mon rapport à ce corps dans « *les corps à corps* », mais je n'explorerai pas cette piste. Dans le rapport sexuel, que cherche mon corps dans le corps de l'autre ?

Mon corps est cependant toujours à la fois corps naturel et corps forgé par la culture ; il est donc intéressant de s'interroger sur quelques points de rencontre entre les deux, dans une perspective plus ethnographique.

III. LE CORPS À L'INTERSECTION DE NATURE ET CULTURE

« *Toutes les sociétés humaines inscrivent leur loi dans le corps, même les nôtres* »
David Le Breton

La satisfaction des besoins et de désirs du corps passe nécessairement par la société.

1. Les techniques du corps

Des enjeux de pouvoir

Pour l'anthropologue de la première moitié du XXe siècle Marcel Mauss, les « *techniques du corps* » sont « *les façons dont les hommes, ... savent se servir de leur corps* ». Pour agir sur le monde. Elles représentent un véritable langage et sont, pour la plus grande part, socialement construites. Ainsi, il n'est pas plus naturel de dormir couché que debout sur une jambe, comme dans certaines sociétés de pasteurs africains.

Le dressage du corps représente un processus de socialisation de l'individu qui reproduit inconsciemment des marqueurs sociaux qui varient très fortement, à la fois dans le temps et l'espace, entre les sociétés et entre les individus.

La maîtrise du corps représente donc un critère hiérarchique à l'intérieur de la société et, entre les sociétés, elle cristallise les enjeux de pouvoir.

Il existe ainsi, dans beaucoup de sociétés, de véritables cultes du corps ; le sport en est un dans la nôtre.

Les cultes du corps : l'exemple du sport

a. La gymnastique chez les anciens Grecs

La constante promotion, chez les Grecs anciens, de la gymnastique et de l'athlétisme, héritée en grande partie de la cité de Sparte, renvoyait certes à des critères pratiques : former des combattants de haut niveau, invincibles dans les guerres. Apanage des seuls citoyens, elle obéissait aussi à des impératifs esthétiques, visibles dans la statuaire grecque (l'idéal de l'éphèbe et de la korè ou jeune fille). D'ailleurs, les Jeux Olympiques accueillaient des disciplines artistiques. Dans la *République* de Platon, l'éducation du philosophe commence par la gymnastique qui vise à instaurer, déjà au niveau du corps puis de l'âme, ordre et harmonie, c'est-à-dire beauté.

Nous sommes donc aux antipodes de la mesure grecque, avec le culturisme (ou bodybuilding) contemporain qui vise à hypertrophier sa masse musculaire, en rendant apparent chaque muscle du corps, dans un but qui n'est pas esthétique. Il m'évoque la formule que Francis Ponge applique au gymnaste : le « *parangon adulé de la bêtise humaine* ».

b. Le corps aryen

Le culte du corps aryen chez les nazis se place sous le patronage de l'Antiquité et d'un combat trimillénaire pour le beau. N'oublions pas que le relais de la flamme olympique est une invention de Joseph Goebbels ! Il est intéressant de visionner sur ce point le film de Leni Von Riefenstahl, consacré aux Jeux Olympiques de Berlin, en 1936. Le culte du corps aryen, corps idéal parfaitement dessiné et proportionné, magnifié par l'art, par opposition au corps juif ou slave, dégénéré, implique une esthétique du corps, fondée sur la ségrégation. Il s'inscrit dans un culte de la nature et des éléments, avec le nudisme, contre le corps sale du christianisme (influence de Nietzsche).

Il est singulier de constater que le mouvement sioniste avait de son côté prôné, dans la première moitié du XXe siècle, une entreprise de restauration de la vigueur corporelle des Juifs, sous le nom de « *judaïsme musculaire* ».

c. Les grandes parades staliniennes

Pour cet autre totalitarisme qu'est le stalinisme, le sport est moyen de propagande ; il exalte un prolétaire en bonne santé et bien dans sa peau, preuve de la valeur suprême du régime soviétique, en même temps qu'il fait communier les hommes dans l'amour du sport. Il permet ainsi de les mieux manipuler. Le « *petit père des peuples* » faisait organiser des défilés sportifs. Ces gigantesques parades mobilisaient jusqu'à 25 000 athlètes, dans un ordre impeccable, sur la place Rouge. Mais le sport n'avait pas qu'un rôle de politique intérieure ; il permettait aussi, à l'extérieur, de promouvoir le socialisme, grâce à l'élite sportive soviétique.

d. Le corps médico-sportif contemporain

Le « *du pain et des jeux* » des Romains a encore de beaux jours devant lui (voir la coupe du monde de football). Quant au corps médico-sportif aujourd'hui préconisé, il présuppose une triple prescription : se soigner, bien manger, faire du sport. Mais n'oublions pas qu'il s'agit d'un corps « *bobo* » ou « *Silicon valley* » et non d'un corps de « *sans dents* ». N'oublions pas non plus que le corps gagnant de la compétition sportive fonctionne comme modèle idéal de la société libérale, avec son culte de la performance (la compétitivité des entreprises, inlassablement invoquée par exemple).

Le culte du corps n'est donc jamais culte du corps à l'état pur, mais culte d'idées ou de fantasmes véhiculés par un corps idéal.

La société est en effet porteuse d'autres très fortes injonctions à l'égard du corps, comme l'hygiène et le régime par exemple, que je ne traiterai pas ici.

De la même manière, dans toutes les sociétés humaines, l'homme pare son corps ou le modifie, ne fut-ce que de manière imperceptible.

2. le corps travaillé et le corps nu

Je ne traiterai pas de la nudité, ni derrière nous (naissance, paradis) ni devant nous (mort, retour à la nudité : nudisme et naturisme), sauf *in fine* dans l'art.

Le corps décoré

Les sociétés primitives

Je distinguerai ici, non sans arbitraire car la frontière est poreuse, les ajouts au corps : parures, vêtements, masques, décorations de toutes sortes, maquillage, peinture corporelle (Papou), et les modifications du corps : scarifications (Luluwa) et tatouages (Maori mais aussi notre société), piercing (néo-punk européen), épilation (Mbaya), incrustations et déformations anatomiques. Tout cela, définitif ou provisoire, vise à faire sortir le corps de son existence purement biologique pour le faire rentrer dans l'existence sociale. L'ethnologue Michel Leiris soutenait ainsi qu'aucune population du monde ne laissait son corps dans son état strictement originaire.

Par exemple, les Mbaya du Brésil ont été étudiés par Claude Lévi-Strauss, qui rapporte que « *les nobles faisaient l'éloge de leur rang par des peintures corporelles au pochoir ou des tatouages, qui étaient l'équivalent d'un blason. Ils s'épilaient complètement le visage, y compris les sourcils* ». Le but en était d'objectiver la hiérarchie sociale existant au sein du groupe.

Le corps devient alors corps social et les résultats sont souvent saisissants, esthétiquement parlant.

Notre époque a également donné un travail particulier de modification du corps dans l'art : l'art corporel. Il serait intéressant de montrer comment il repose sur une dissociation entre le corps et l'esprit, ce dernier dirigeant le premier, ce qui représente un retour à l'avoir un corps. Paradoxalement, il représente un intellectualisme.

L'Art corporel

Les formes de l'art corporel

À partir en gros des années 1950, l'Art corporel (ou body art) représente un ensemble de pratiques visant à faire de son propre corps une œuvre d'art. Elles s'inscrivent sous le signe d'Yves Klein et de Francis Bacon à propos duquel Gilles Deleuze disait : « *c'est sûr, nous sommes de la viande, nous sommes des carcasses en puissance* ». On peut par exemple décorer, travestir son corps, utiliser ses liquides et excrétions, ou encore le torturer, à l'aide d'implants divers, de brûlures, d'incisions, de morsures. Chris Burden rampe sur quinze mètres de verre brisé, les mains dans le dos. Ce recours assez fréquent au verre pour blesser le corps renvoie à la minéralité froide du verre par opposition à la chaleur animale du corps vivant.

Il est performance, c'est-à-dire événement en train de se produire, ou alors installation (voir Orlan en France) ; l'artiste expose directement son corps et expose par là le spectateur. En même temps qu'il vise déstabilisation et provocation, il représente une forme extrême du narcissisme et de la jouissance de soi.

Une psychothérapie

Le créateur déconstruit son corps pour mieux le recomposer à sa guise, en faire un simple matériau dénué de privilège par rapport à tous les autres. Comme le martyr ou l'anorexique, il jouit de sa toute-puissance sur son corps. L'Art corporel représente un *Théâtre de la cruauté* pour reprendre le titre d'une œuvre d'Antonin Artaud. L'artiste utilise sa propre souffrance corporelle comme élément de « *création* ». Il est la mise en scène du ça (Freud) qui se trouve théâtralisé. Il prétend profaner ce qui est sacré pour chacun, par la transformation de son propre corps en un corps étranger, par exemple en le constituant objet de consommation, de manière à critiquer la société de consommation. En fait, il ne fait peut-être que libérer des pulsions (sexuelles, masochistes, agressives…).

L'esprit à l'œuvre

La logique du *body art* serait le suicide en direct : « *qualis artifex pereo* ». Suétone, dans la *Vie des douze Césars,* rapporte que ce seraient là les dernières paroles de Néron : « *quel artiste périt par ma mort !* »

Gina Pane pratique par exemple des coupures au rasoir de ses lèvres, le sang se mêlant au lait dont elle se gargarise. Symboles de la condition féminine. Elle incise son corps pour trancher à même la pensée du spectateur (voir les scarifications de milliers d'adolescent(e)s qui sont l'expression d'un mal être profond : la seule chose que je puis transformer dans ce monde sur lequel je n'ai aucune prise, c'est mon corps). Ou encore *Messe pour un corps*, performance pendant laquelle Michel Journiac fit communier les spectateurs avec les tranches d'un boudin fabriqué de son propre sang !

En tout cas, ce qu'il y a de curieux, c'est qu'il s'agit de corps mais que les pratiques sont commandées par des décrets de l'esprit. L'Art corporel est intellectuel ou, au moins en partie, art conceptuel ; il n'est pas l'art du corps mais un art fait par l'esprit avec le corps qui est à la fois le pinceau et la toile : le corps dit ce que l'esprit de l'artiste veut lui faire dire. Comme je l'ai déjà dit, cela peut aussi être considéré comme une forme de manque de respect pour le corps, totalement désacralisé.

L'art, sous tous ses aspects, est intimement lié au corps mais je me contenterai pour terminer de dire quelques mots de ce qui est apparemment le contraire du corps travaillé : le corps nu dans l'art.

Le Nu artistique

La nudité devient *le Nu* dans l'histoire de la peinture et de la sculpture occidentales. Le Nu n'est pas seulement un sujet de l'art, ni même seulement un genre artistique, il représente aussi un modèle pour comprendre l'art dans son ensemble. C'est particulièrement vrai dans sa dimension érotique. Il y a en effet des nus érotiques et des nus qui ne le sont pas.

Je soulèverai seulement un point concernant les premiers. Existe dans le nu à dimension érotique une tension, si j'ose dire, entre le désir et sa sublimation. Le corps nu n'y a pas pour principale, voire unique finalité, de susciter une excitation sexuelle, auquel cas il serait pornographique. Paradoxalement, le corps nu du tableau ou de la sculpture apaiserait plutôt le désir, plus facilement excitable en présence du corps nu réel, d'abord en le dégageant du jugement moral. Il lui confère également une forme de grandeur, sinon de spiritualité, en tout cas d'universalité. Mais, en même temps, il le conserve paradoxalement dans sa singularité. On retrouve ici les deux premières caractéristiques du jugement esthétique, évoquées par Emmanuel Kant : le beau est l'objet d'une satisfaction désintéressée et universelle, sans passage par le concept.

« Ma femme, nue »

Tout serait dans le titre d'un nu de Salvador Dali, cité par Michel Ribon et qui daterait de 1945 : *Portrait de ma femme regardant son corps devenir un temple*. Par la puissance de la création artistique, Dali transforme le corps singulier de sa femme Gala en objet universel. Elle devient ainsi, d'une certaine manière, le corps de tous. Je n'ai pas personnellement connaissance de ce tableau mais j'en connais un autre, de la même date et voisin, intitulé : *Regardant son propre corps devenir escalier, trois vertèbres d'une colonne, ciel et architecture*. Pour peu que l'on voie, dans ce pêle-mêle, l'escalier comme chemin vers le ciel et architecture et vertèbres comme une structuration, je risquerai, *grosso modo*, la même analyse !

CONCLUSION

Voici donc cette promenade qui s'achève sur la nudité, à la fois commencement et fin, comme je l'ai dit.

Qu'en penser ?

Nous avons vu que la question du corps reste centrale pour tout à la fois comprendre et construire sa propre identité. La culture occidentale, à la différence de beaucoup d'autres sans doute, s'est en effet énormément préoccupée du corps ; d'une certaine manière, elle n'a fait que s'occuper de lui, qu'elle parle d'avoir un corps ou d'être son corps. Parler de l'âme était parler de lui en creux ; insister sur le caractère immortel de celle-là, tenter de supporter le caractère mortel de celui-ci. Cela explique peut-être la complète ambivalence à son égard : détestation et adoration qui sont, à la manière d'Eros et Thanatos dans le ça freudien, comme les deux faces d'une même pièce de monnaie. L'extrême détestation représente en effet une forme d'adoration, par l'attention qui est portée, et l'extrême adoration, une détestation de la dépendance qu'elle engendre. Le corps, ainsi malmené, nous rend peut-être « *la monnaie de sa pièce* ». Il nous faut sans doute renvoyer dos à dos les combattants.

En ce qui me concerne, comme vous l'avez peut-être compris, loin des fureurs de l'ascétisme et des stéréotypes du tout biologique, j'opterai donc pour un matérialisme souriant. Il ne nie pas la causalité matérielle de l'esprit et ne dédaigne aucun des plaisirs du corps, mais n'en jouit pas moins des joies que l'esprit peut procurer.

BIBLIOGRAPHIE

JEAN, *L'évangile de Jean*, traduction : Jean-Yves Leloup, Albin Michel, 1989
Henri MICHAUX, *La nuit remue,* Gallimard, 1957
PLATON, *Gorgias,* Garnier-Flammarion, 2018
PLATON, *Phédon*, Garnier-Flammarion, 1999
Blaise PASCAL, *Pensées et opuscules*, Hachette, 1961
MOLIÈRE, *Tartuffe,* Larousse, 2011
Thérèse D'AVILA, Jean DE LA CROIX *Œuvres*, Gallimard, 2012
PAUL, *Les Épîtres de Saint Paul aux corinthiens* Introduction pour chaque épître et traduction de Émile Osty, éditions du Cerf, 1949
ANONYME, *La Bible. Nouveau Testament,* Gallimard, 1971
ARISTOTE, *De anima,* Les belles lettres, 2002
René DESCARTES, *Discours de la méthode pour bien conduire sa raison et chercher la vérité dans les sciences,* Gallimard, 1963
René DESCARTES, *Principes de la philosophie*, Gallimard, 1963
JUVÉNAL, *Satires,* Les belles lettres, 1984

François RABELAIS, *Gargantua*, Flammarion, 2016
ARISTOTE, *Éthique à Nicomaque,* Flammarion, 2004
Friedrich NIETZSCHE, *Ainsi parlait Zarathoustra*, Gallimard, 1991
Aldous HUXLEY, Le meilleur des mondes, Pocket, 2017
Baruch de SPINOZA, *Œuvres complètes,* Gallimard, 1967
Henri BERGSON, *Matière et mémoire : Essai sur la relation du corps à l'esprit,* PUF, 2012
Friedrich NIETZSCHE, *Ainsi parlait Zarathoustra*, Gallimard, 1991.
Friedrich NIETZSCHE, *La généalogie de la morale*, Gallimard, 2006.
Maurice MERLEAU-PONTY, *Phénoménologie de la perception,* Gallimard, 1945
Edmund HUSSERL, *Chose et espace. Leçons de 1907,* PUF, 1989
Honoré de BALZAC, *Le lys dans la vallée,* Folio, 2004
Kurt GOLDSTEIN, *La Structure de l'organisme : Introduction à la biologie à partir de la pathologie humaine,* Gallimard, 1983
Martin HEIDEGGER, *Essais et conférences*, Paris, Gallimard, 1958
Charlie CHAPLIN, *Les temps modernes,* film, 1936
Yves KLEIN, *IKB 81, Monochrome bleu sans titre*, Fondation Louis Vuitton, Paris
ALAIN, *Idées : Introduction à la philosophie*, Flammarion, 2010
René DESCARTES, *Les passions de l'âme,* Vrin, 1994
René DESCARTES, *Œuvres et lettres,* Gallimard, 1937
David LE BRETON, Association Aire Crient-ils de plus en plus fort ou sommes-nous de plus en plus sourds ? Une clinique au quotidien : *Actes des journées de formation et d'étude de L'Association des Instituts Thérapeutiques, Éducatifs et Pédagogiques et de leurs Réseaux,* Champ social éditions, 2007
Marcel MAUSS, Les Techniques du Corps *Journal de Psychologie*, XXXII, n° 3-4, 1936
PLATON, *La République,* Flammarion, 2016
Francis PONGE, *Le parti pris des Choses,* Gallimard, 1942
Leni VON RIEFENSTAHL, *Olympia,* film, 1936
Michel LEIRIS, *Race et civilisation. La question raciale devant la science moderne,* Unesco, 1951
Claude LÉVI-STRAUSS, *Tristes Tropiques*, 10/18, 1966

Gilles DELEUZE, *Francis Bacon, logique de la sensation*, Le Seuil, 2002
SUÉTONE, *Vie des douze Césars,* CreateSpace Independent Publishing Platform, 2011
Emmanuel KANT, *Critique de la faculté de juger*, Vrin, 1968
Michel RIBON, *L'Art et la nature,* Hatier, 1988
Salvador DALI, *Ma femme, nue, regardant son propre corps devenir escalier, trois vertèbres d'une colonne, ciel et architecture,* Huile sur bois, 1945

VISAGE ET IDENTITÉ : LEURS MÉTAMORPHOSES

Docteur Claudie TERK-CHALANSET

Ce thème de l'identité, choisi cette année et que nous déclinons depuis ce matin dans d'infinies philosophiques et subtiles variations, a réactualisé pour moi une recherche menée il y a quelques années autour du corps et de ses changements. Ce corps, « *brouillon de soi* » toujours perfectible, jusqu'à lui infliger les pires tourments, mais que l'on peut aussi masquer pour en dissimuler, pour des raisons diverses, ce qu'il pourrait traduire de nous.

Rien de tel avec notre visage, sauf exception religieuse lorsqu'elle est souhaitée ou imposée, obligation que je ne discuterai pas ici. Quoi de plus nu, de plus offert, de plus donné à voir, de plus émouvant dans sa vulnérabilité, de plus authentique aussi dans une immédiate évidence, que notre visage. Comme si avec lui, il était impossible de tricher, même si les artifices des dames y font parfois de modestes retouches.

Mais *« femme fardée et ciel pommelé sont de courte durée »* dit le proverbe. Et nous devons nous contenter, en principe, de celui qui nous est donné… ce que d'aucuns considèrent comme une injustice majeure, une inégalité foncière, la beauté donnée à certains, avec de plus ce stéréotype implicite depuis Platon, « *ce qui est beau est bon* », cachant aux yeux de tous que les traits les plus purs, d'une perfection qui est presque une douleur, peuvent dissimuler l'âme la plus noire.

Même si nous n'avons pas beaucoup de temps, j'aimerais évoquer avec vous « *Le portrait de Dorian Gray* » d'Oscar Wilde, qualifié aujourd'hui de « brûlot d'une modernité stupéfiante ». Il met en scène un tout jeune homme d'une grande beauté, innocent et pur. *« Les lèvres vermeilles finement ciselées, les yeux bleus, les boucles d'or des cheveux de Dorian Gray reflètent et expriment la franchise, la candeur, la pureté ; on sentait qu'il avait réussi à se préserver de la souillure du monde ».* Un peintre, fasciné, fera le portrait de cette « beauté à ravir l'âme ». Le modèle, à partir de là, va prendre conscience à la fois de sa propre perfection et de son caractère provisoire. *« Comme c'est triste, je vais devenir vieux, horrible, effrayant. Mais ce tableau restera éternellement jeune... Si seulement ça pouvait être le contraire, je donnerais mon âme pour l'obtenir... »*

Et un pacte avec le diable, l'histoire de Faust déjà rendit cela possible. C'est à partir de ce jour que le tableau, caché aux regards, portera toutes les marques de l'âge, de la souillure, de l'alcool et des vices, se flétrissant au fil des nuits de débauche, tandis que le héros garde intacte son insolente beauté...

Ceci jusqu'à la folie... il poignardera son double maléfique, lui dont le prénom doré (Dorian), dissimule alors le gris (Gray) de son âme, écrira Sarah Kofman. Je ne vous raconterai pas la fin... Lisez ce livre d'Oscar Wilde, dont les perspectives donnent le vertige. Et demandons-nous combien accepteraient ce pacte qu'on ne nous propose pas pour faire échec au vieillissement inéluctable.

Inéluctable, à moins d'en transgresser la loi, ce que souhaitent tous les candidats à la chirurgie esthétique. J'y reviendrai.

Et donc, ce visage... notre visage. Unique, irremplaçable.

À chaque homme son visage comme à chaque homme son histoire. *« Il cristallise le sentiment d'identité de l'homme »* nous dit David Le Breton, éminent anthropologue et professeur de sociologie. Pourtant, à la différence d'autres parties du corps, les mains, les bras, les pieds, il n'accomplit rien, il se contente d'être, exprimant pour autrui la présence et la personnalité de chacun.

Au décours de la vie, il sera témoin de nos identités multiples, visages conquis, mérités puis perdus. Refléteront-ils toujours ce que nous savons ou ce que nous croyons être notre essence ? Une question surgit pour quelques-uns. Devons-nous, tel qu'il nous est donné, l'accepter ou bien recourir aux ciseaux et au talent des hommes de l'Art pour y porter retouche ?...

Certains, de plus en plus, munis d'une bonne dose de courage, le tentent pour en changer de manière significative. Les conséquences peuvent en être diverses, du sentiment d'être enfin soi-même, jusqu'à en oublier toutes images antérieures, au sentiment d'étrangeté, de perte d'identité, parfois jusqu'au délire.

En effet, Visage et Identité sont si proches. C'est ce que l'on voit sur nos papiers... dits Papiers d'Identité. Notre visage, associé de manière indissoluble à notre nom. Donc, au-delà des masques, du social, des rôles, de la manière de se vêtir.

S'y exprime pourtant la diversité intérieure.

Visage et Identité impliquent aussi Visage et Altérité.

Et je ne peux pas ne pas citer Emmanuel Levinas qui a fait du visage le point central de sa philosophie. C'est quelqu'un qui a suivi l'enseignement de Husserl et de Heidegger, et a contribué à leur introduction en France, comme à celle de la phénoménologie presque totalement inconnue alors, dès 1930.

Un moraliste de la pensée contemporaine, un philosophe de l'éthique, une conscience, car pour lui, le visage, c'est Autrui, et Autrui dans toute sa vérité, son authenticité. Comme on pourrait le dire dans un vocabulaire moderne, des *« Autruis signifiants »*. En allant très loin dans cette conception. Dès lors qu'Autrui me regarde, j'en suis responsable, il m'appelle, et cela sans réciprocité. Dire « me voici », faire quelque chose pour un autre « *dut-il m'en coûter la vie* », suprême dignité, prendre au pied de la lettre ces simples mots, formule de politesse s'il en est : je suis à vous, après vous.

L'identité même du moi humain se dit pour ce philosophe à partir de la responsabilité. Là s'origine mon identité inaliénable de sujet. Je suis moi dans la mesure où je suis responsable.

Grand lecteur de Dostoïevski, il reprend à son compte cette assertion prononcée dans *Les frères Karamazov* : « *Nous sommes tous responsables de tout et de tous devant tous* »... mais il ajoute « *et moi plus que tous les autres* ». Sont-ils aujourd'hui quelques-uns encore à partager cette éthique ? J'aimerais le croire.

La relation à Autrui : un autre regard

On peut considérer tout autrement, d'autres auteurs le font, la relation à Autrui. Cette relation est fondamentale dans la manière dont un sujet va reconnaître son visage, son corps même, l'accepter ou le refuser. Au-delà bien entendu du regard de la mère, dont nous savons que c'est la donnée fondamentale.

À grands traits, ou par petites touches, à l'aide de signes-signaux de l'ordre du non-dit, qui circulent entre le corps de l'enfant, celui de la mère et des personnes de l'entourage, je reparlerais ici des *« Autruis signifiants »*, les personnes qui comptent pour nous, c'est ainsi que nous nous construisons.

Schilder fera un pas de plus et affirmera l'importance sociale capitale de l'apparence esthétique. *« Notre propre beauté ou laideur figurera non seulement dans l'image que nous avons de nous-mêmes, mais aussi dans celle que les autres ont de nous et qui nous sera renvoyée. »*

Pourquoi ? Il y a probablement un plaisir esthétique à contempler la beauté qui suscite chez l'autre des attitudes positives. On ne peut nier observer cela, bien au-delà de la grâce de l'enfance dans les crèches, les jardins d'enfants, les écoles maternelles. Plus tard, lors d'une transgression majeure, un meurtre puni d'une condamnation à mort, le poète Jean Genet, sensible amoureux de la beauté masculine écrira *« On peut se demander pourquoi les cours condamnent un assassin si beau qu'il fait pâlir le jour »*.

À Simone Veil, 16 ans et demie, arrivée à Auschwitz avec sa mère et sa sœur, une femme kapo dira : « *Tu es trop belle pour mourir ici, je vais te faire transférer ailleurs* ». Et elle céda même à la demande que sa mère et sa sœur l'accompagnent.

Au-delà de ces anecdotes, ces comportements discriminatoires, même inconsciemment, soit favorables d'emblée, soit réticents envers les personnes, ont des effets sur le développement de la personnalité, sur qui nous serons. Si le regard d'autrui nous paraît dépourvu d'amour, ou s'il est seulement ressenti comme tel, cela fera le lit du doute ou de failles narcissiques, fêlures incomblables.

« Rien n'y fait, parce que preuves ou pas, témoignages ou pas, le sentiment naît des incertitudes de l'enfance, du regard jeté par les amis et la famille, à un autre de la fratrie, un frère, une sœur, que la mère distinguait » dit Claude Olievenstein.

Mais il avoue qu'il lui a fallu peut-être 40 ans pour oser dire cela, et encore *« que de choses tues, secrètes, humiliantes pour soi seul »* il lui a été impossible de formuler. Ce grand monsieur médecin, chef de service, décédé il n'y a pas très longtemps… malgré une très belle carrière, l'estime unanime du corps médical pour l'aide précieuse qu'il apportait aux victimes d'addiction, et malgré, dans sa vie privée, de nombreux témoignages d'attachement et d'amour, n'a jamais pu se défaire du sentiment de sa propre laideur… inguérissable.

C'est d'ailleurs une des raisons pour laquelle, au sens de David Le Breton, *« la chirurgie esthétique n'est pas seulement la métamorphose d'un trait du visage, elle opère dans l'imaginaire et exerce une incidence sur le rapport au monde d'un individu ».*

Mais elle s'inscrit aussi dans le symbolique, l'individu souhaitant paraître différemment dans le corps social, y occuper une autre place, y incarner un autre rôle.

Chirurgie esthétique et thérapie

Argument de poids en faveur de mon hypothèse… la chirurgie esthétique intervenant sur le visage, le lieu même de la singularité de chacun, le lieu le plus sacré du corps, est bien évidemment thérapeutique à plus d'un titre.

Abordons rapidement, je l'avais déjà évoqué, ce que peut faire la chirurgie esthétique pour des enfants nés avec un défaut physique, par exemple becs de lièvre, fente labiopalatine, que l'on voyait encore à l'hôpital au début de mon exercice, et que les échographies ont permis de dépister précocement avant la naissance. Les interventions sont effectuées si possible avant l'âge de six mois, et des recherches sont en cours, pour des réparations intra-utérines des malformations avant la naissance. D'autres malformations sont encore plus complexes, car elles sont cranio-maxillo-faciales et nécessitent des interventions extrêmement longues.

Pour le narcissisme des parents, toute disgrâce est révoltante. Colère, chagrin, honte et culpabilité sont mêlés. Pour les mères surtout, auxquelles il était impossible de ne pas vivre ce qu'elles considéraient comme une sorte de ratage, la course à la réparation était engagée.

Indiscutablement, certains des chirurgiens plasticiens de cette époque ont été de véritables artistes. Paul Tessier fut l'un des plus brillants et l'artisan de bien des interventions qui furent, à elles seules, de véritables thérapies familiales.

Heureusement, ces cas étaient rares, mais des défauts esthétiques, même minimes, doivent être corrigés le plus tôt possible, car les enfants sont cruels entre eux, tout petits déjà, et toute différence sensible, oreilles décollées, angiomes, cicatrices sera l'objet de surnoms ou de moqueries. Plus tard, lors de l'apparition des dents définitives, vers l'âge de 7ans, elles peuvent être mal rangées ou disgracieuses. L'enfant peut être conduit chez l'orthodontiste comme un *« objet à embellir »*… encore une expression d'Olievenstein, alors qu'il n'a pas encore conscience de la disgrâce… Autre blessure narcissique… la déception qu'il se sent infliger à ses parents. J'évoquerai ensuite ces traitements orthodontiques, j'espère en avoir le temps.

Qu'ajouter à propos de la chirurgie esthétique ? On pourrait dire que c'est une chirurgie de l'espoir, une psychochirurgie. « *La beauté est une promesse de bonheur* » disait Stendhal.

Nombre d'or, symétrie, proportionnalité des volumes, que de paramètres, dons manuels, sens esthétique, finesse psychologique, humanité, sont à maitriser pour les chirurgiens. Savoir écarter les demandes névrotiques, reconnaître les dysmorphophobies, raisonner les attentes formulées en pleine crise existentielle, la seule contre-indication absolue restant la schizophrénie.

Mais d'expérience, ils font parfois, ces chirurgiens, plus souvent qu'attendu, le constat de résultats sur la personnalité de certains sujets, comme si changer un détail à l'extérieur permettait d'exprimer ou de laisser s'exprimer une beauté intérieure en sommeil. Un effet thérapeutique de surcroît comme auraient dit les lacaniens.

Alors que de nombreux hommes, par désir de plaire ou obligation sociale, y ont maintenant recours, de manière croisée, beaucoup plus que par le passé, des femmes exercent le métier de chirurgien esthétique avec talent, adresse, finesse et précision.

L'une d'elle Isabelle Sarfati a récemment publié un livre, *Histoires plastiques*, narrant par le menu comment le vendredi soir, veille de week-end comme chacun sait, à la fin de sa consultation, elle testait sur elle-même les nouveaux produits, toxines botuliques, acide hyaluronique et autre produits de peeling qu'elle injecterait à ses patientes. Conscience professionnelle ou risque insensé… celui de retravailler le lundi matin, lunettes noires et foulard sur la tête, ce qui advint quelquefois… les phénoménologues s'abstiennent de tout jugement… pas vrai…

Traitement orthodontique et thérapie

J'aimerais pour terminer aborder une thérapie sans bistouri, mais qui peut comporter en complément une étape chirurgicale : le traitement orthodontique.

Par des forces légères, calculées, couplées à des dispositifs complexes et souvent extrêmement sophistiqués, on travaille à infléchir la position des dents, voire des maxillaires, pour modifier l'architecture d'un visage.

Lors de ces prises en charge au long cours, on peut parfois accompagner des patients d'un bout d'enfance à l'entrée dans l'adolescence.

Ce traitement a pu être comparé, nous l'avons souvent pensé juste, à un rite d'initiation qui existait dans les sociétés dites premières ou primitives.

Suffisamment répandu, beaucoup d'adolescents le subissent, le réclament même, il peut fonctionner comme une sorte de rituel dont la finalité est de s'intégrer dans la communauté des grands, y être accueilli comme un égal.

D'autre part, il se produit dans l'échange régulier avec le praticien, celui en tout cas qui respecte son patient et le traite comme un adulte, quelque chose d'une relation transférentielle.

Dans le cas de parents autoritaires ou répressifs, le jeune va découvrir dans un autre type de relation un espace de liberté, qu'il saura ou non utiliser, mais qui va lui permettre une sorte de distanciation avec sa famille.

Si cette famille est monoparentale, c'est une mère qui est seule en général, le praticien homme peut servir de modèle identificatoire. Une femme praticienne aidera aussi l'enfant, l'adolescent à découvrir un autre mode d'être que celui qu'il connaît. À travers le traitement, il apprendra à se sentir responsable de lui-même. S'approprier ledit traitement, en être partie prenante, changera tout à sa coopération et à sa propre maturation.

La qualité éthique, l'humanité du praticien est le facteur essentiel. On est loin, très loin d'une relation de dépendance visant à obtenir le conditionnement du patient par une pédagogie très proche du dressage.

Pour des enfants plus petits, un des bénéfices obtenus par un traitement orthodontique, en tous cas des dispositifs compliqués avec lesquels il faut cohabiter, c'est qu'il leur donne l'occasion de s'organiser dans un corps à soi tout seul. Cela rompt parfois ces liens fusionnels inconscients avec le corps de la mère, vestiges infantiles de ces prisons symbiotiques ou magma fusionnel, si bien identifiés par Françoise Dolto et Gisela Pankov qui se partagent ces beaux termes : *« Tu es partie de moi, tu n'as pas le droit d'avoir un corps et une loi à toi »*.

Tous ces effets sont infimes, imperceptibles, presqu'invisibles, et pourtant ils se révèlent thérapeutiques. J'ai vu des adolescents inhibés, mutiques et mal dans leur peau, et dont les parents nous rapportaient l'opposition, les difficultés relationnelles et familiales, nouer avec leur praticien un lien beaucoup plus simple, une confiance, une ouverture, lorsqu'on ne leur imposait ni pression, ni attentes particulières.

Qu'en est-il ?

- Le seul fait de partager un projet commun qui concerne, quoiqu'on en dise l'Idéal du Moi du sujet et concourt à la réparation d'une possible faille narcissique, se révèle facteur de changement, sans qu'il ne soit en rien question de psychothérapie.

- On observe une maturation du sujet et une prise d'autonomie. La valorisation, par l'orthodontiste des efforts que l'enfant, le jeune accomplit, le fait d'être traité avec respect et bienveillance par un adulte étranger à la famille peut être favorable à ce processus.

- La parole du praticien paraît jouer également un rôle. C'est une parole pleine, ferme, en général optimiste, et qui peut introduire une positivation. Elle s'oppose à la parole parentale, certaines en tous cas, facilement plaintive, inquiète ou coercitive.

C'est au cours de mon mémoire de sophrologie, exécuté il y a fort longtemps, au siècle dernier à vrai dire, que j'avais acquis ces convictions en testant divers paramètres. Il s'agissait d'éclairer la trace psychocorporelle du traitement orthodontique, telle qu'elle peut être révélée par le dessin d'enfant.

Nous avions fait cette expérimentation, mené cette recherche sur 35 patients d'un cabinet d'orthodontie parisien. Placés exactement dans les mêmes conditions, mêmes consignes, même cadres, même matériel, il leur était demandé d'exécuter un dessin de leur maison, un dessin de leur famille, un dessin d'eux-mêmes, avant toute pose d'appareillage tout d'abord, et ensuite au cours du traitement lors de différentes étapes.
Je n'entrerai pas bien sûr dans les détails de l'interprétation de ces dessins, mais cette recherche m'avait parue assez féconde et riche pour en tirer des éléments cliniques et des conclusions.

Les résultats montraient pour la majorité de ces enfants une conscience corporelle accrue. La plupart paraissaient puiser dans l'expérience orthodontique, expérience impartie à eux seuls, des éléments pour se construire et se structurer.
Cette lecture nouvelle de leur corps, induite par l'enrichissement de sensations découvertes, éveillées et nourries au cours de cette période, la stimulation de zones antérieurement

silencieuses, en particulier au niveau de la zone orale, cela ne nous rappelle-t-il pas ce que l'on recherche en sophrologie.

À plus d'un titre, l'orthodontiste, tout en accomplissant sa tâche technique et sans en être conscient, m'avait paru agir dans une parenté de pratique avec les sophrologues.

Ce fut pour moi la découverte inattendue de ce travail. Serions-nous cousins ? Métaphore silencieuse de thérapie corporelle.

Ces dessins nous avaient aussi permis de déceler, chez un quart des sujets environ, des signes d'alerte montrant que le traitement pouvait être cause de mini-traumatismes dans leur équilibre psychique, légère altération de personnalité, dépendance accrue, petite blessure narcissique.

Nous aidaient aussi à ne pas méconnaître les contre-indications, pouvoir juger que certains traitements doivent être différés, car survenant à un mauvais moment de l'histoire du patient. Si le retentissement psychique devait, lors de certains épisodes de leur vie, naissance d'un bébé, séparation des parents, maladie grave dans la famille, en être trop lourd, il fallait savoir prendre les décisions nécessaires. Je me souviens d'une petite fille se dessinant, bras attachés le long du corps et murée dans un bloc d'impuissance. Cela nous avait paru suffisamment alarmant pour que l'on suspende son appareillage.

Laissons là pour conclure nos petits patients, enfants, adolescents, en les remerciant de ce à quoi ils nous ont donné accès de leur intériorité, en acceptant de la laisser s'exprimer par le dessin, une sorte de clarté lumineuse, une innocence d'être, un cadeau…

Mais nous savons qu'à l'autre bout de cette image d'Épinal, devenues adultes, certaines personnes, des hommes, des femmes veulent à l'envers du décor au contraire gommer une identité. D'autres espoirs anxieux sont attendus de la chirurgie comme remède à leur mal-être.

C'est David Le Breton encore qui remarquera que certains ne veulent plus se reconnaître dans le visage de leurs parents. Ils veulent se détacher de leur filiation. En réponse à quelles intenses souffrances archaïques, quels rejets, quelles haines ! Mais *« ce refus d'appartenance à leur lignée, leurs comptes familiaux, leurs ressentiments, peuvent-ils se résoudre en modifiant un nez, un menton, un détail anatomique ? »*

Je laisserai ouverte celle question et vous remercie pour votre attention.

BIBLIOGRAPHIE :

Oscar WILDE, *Le portrait de Dorian Gray,* 1890
Paul SCHILDER, *L'image du corps,* 1935, éditions Gallimard 1980
Emmanuel LEVINAS, *Éthique et infini*, éditions Fayard, 1982
Claude OLIEVENSTEIN, *Écrit sur la bouche,* éditions Odile Jacob, 1995
David LE BRETON, *L'Adieu au corps,* éditions Metailé, 1999
Isabelle SARFATI, *Histoires plastiques,* éditions Stock, 2018

LORSQUE LE CORPS DEVIENT TERRITOIRE DE VIOLENCE

Nathalie ROUX

Bonjour à tous,

Je vais m'entretenir avec vous à propos de la zone pelvienne. La zone pelvienne comme un facteur d'identité ; un paramètre dans l'élaboration de l'identité.

C'est à partir de cette zone corporelle principalement que nous sommes identifiés de sexe masculin ou de sexe féminin : la zone pelvienne comme un marqueur d'identité.

Dans cette identité qui nous désigne du dehors, qu'en est-il du dedans ?

Homme-Femme, masculin-féminin, féminité-masculinité, mâle-femelle. Le choix des termes n'est pas anodin pour définir le genre auquel chacun appartient.

Alors que désigne-t-il ? De quelle élaboration intérieure participe-t-il ?

Dans ***La pensée sauvage***, Claude Lévi-Strauss remarque : « *La pensée occidentale s'est crue obligée de se couper du monde sensible pour accéder à l'intelligible* ».

La sophrologie permet d'intégrer le monde sensible (sans analyse et sans jugement) qui vient soutenir l'intelligible comme un socle.

De fait, une part de l'identité s'élabore à partir de la biologie, et dans le propos d'aujourd'hui notamment à partir de la zone pelvienne.

Cette partie du corps est dissimulée au regard par le vêtement pour les deux sexes. Pour la femme elle est dissimulée à son propre regard. Pour elle il n'y a pas d'accès direct sur la vulve.

Cette absence de « visibilité » génère davantage (par rapport aux autres parties du corps) des représentations fictives.

Ce *comment est-ce que je suis fait* qui interroge l'individu dans sa construction identitaire. Comment cela fonctionne ? Intégrer cet espace du corps au schéma corporel sera en partie fondateur de ce socle évoqué en introduction.

Si la biologie ne suffit pas à constituer l'identité, c'est à partir de ses ressources biologiques que l'individu peut établir une légitimité.

Ainsi il y a un apprentissage de fait. La sophrologie peut participer de façon active à cet apprentissage en développant toute la gamme sensorielle de la zone pelvienne.

En reliant les informations anatomiques aux sensations, aux ressentis la **vivance** se développe.

La zone pelvienne s'aborde progressivement, par palier.

En premier lieu le bassin : aux informations anatomiques sont reliées un vécu à la fois par le toucher et la parole. Ceci afin de vivre l'apprentissage de la forme, du volume, de la mobilité et enfin aborder les représentations imaginaires de chaque participant.

Graduellement une exploration du pelvis progressera du plus général : le bassin jusqu'aux organes, vulve, lèvres, clitoris, périnée, vagin, utérus.

Cette proposition n'est pas réservée aux femmes. Ce travail pourrait être proposé aux hommes versus zone pelvienne masculine. Personnellement je n'ai pas eu l'occasion de le mettre en place.

Il s'agit donc d'intégrer dans le schéma corporel – par la gamme sensorielle en lien avec les informations physiologiques et anatomiques – toute la partie pelvienne.

Avant d'être un espace d'échange avec un partenaire, le pelvis est en premier lieu un espace personnel. De quelle façon j'habite cet espace ?

L'intime s'y révèle.

L'attention portée aux sensations à la base du bassin, entre les jambes – là où c'est plus chaud, plus humide, où ça coule, où ça sent – appelle à déployer toute la gamme des sensations qui peut se vivre dans cette région.

Par exemple poser la main sur le pubis (les vêtements sont conservés, la main est au contact des vêtements), le poids de la main, la chaleur qui s'en dégage, la forme du pubis en accord intime avec sa propre main. Ce contact peut s'élargir en glissant vers la vulve localisée sensiblement par le léger creux (sensations tactiles et thermiques) à l'entrée du vagin, etc…

Pour que la parole se libère, pour une parole ajustée vivre son corps de façon ajusté (sans analyse, sans jugement). Ainsi une parole juste, un discours sur soi peut s'établir par une vivance plus libre.

Une vivance qui se libère permet de faire évoluer les représentations que chacun a intégrées de la zone pelvienne.

Cette partie corporelle est aussi une zone d'évacuation des matières fécales, des urines, du sang, des glaires cervicales (pour les femmes), du sperme pour les hommes.

Selon le vécu : l'apprentissage à la propreté par exemple, des filtres imaginaires très puissants peuvent se mettre en place. Mais aussi l'arrivée des règles, les premiers rapports, la découverte des fonctions sont les étapes où la zone pelvienne est sollicitée.

Intégrer dans son identité une vivance positive de cet espace permet de l'intégrer comme un territoire légitime.

Légitime à défendre lorsqu'il est menacé. Ce qui amène à la dernière partie de cet exposé.

Lorsque le corps et plus particulièrement cette partie du corps a été malmenée, maltraitée. C'est-à-dire le viol.

Ce que j'ai pu observer dans l'accompagnement auprès des femmes : la plainte n'est pas souvent déposée – il y a un sentiment de confusion.

Il n'y a pas vraiment de distinction entre l'agresseur et l'agressée.

Plusieurs raisons à cela. Avant tout je spécifie que j'aborde ici l'agression après puberté et non pas avant. Les conséquences et le travail d'accompagnement ne sont pas les mêmes.

J'évoque l'expérience de la violence et l'accompagnement en sophrologie uniquement avec des femmes. Je n'ai pas eu à l'expérimenter avec des victimes masculines.

Les femmes étaient de tous âges mais toujours au minimum quelques années après les évènements et souvent des décennies plus tard.

Ces femmes n'ont jamais consulté pour le viol. Les demandes étaient : sommeil perturbé, baisse d'énergie, ou sentiments diffus de malaise intérieur, etc…

Les violences ont été commises dans des situations familières : c'est-à-dire par des personnes de la famille ou des proches de la famille. En tous les cas des personnes dont la victime n'a pas lieu de se méfier.

Tous ces éléments participent à cette difficulté de s'identifier comme victime d'une violence, d'une agression d'un abus.

À cela s'ajoute pour les jeunes filles et les jeunes femmes, que les évènements se déroulent lors d'une période d'apprentissage du désir : que ce soit vivre le désir dans son corps aussi bien que le désir amoureux. Une période où se teste le pouvoir de séduire, le questionnement sur ses propres attraits, ses atouts, une recherche d'amour. Un cumul de sensations, de ressentis, d'interrogations.

Dans ce magma avec un agresseur connu et habituellement de confiance, (peut-être pour lequel la victime a nourri une attirance) ne permet pas une vision nette des événements.

Alors que les bases de la maturité sont en train de se constituer, dans cette recherche, il y a fracture.

Lorsque cette fracture se produit par une violence ou une humiliation, ces bases pas encore établies, ne permettent pas toujours d'identifier l'agression. Il y a du flou, du confusionnel.

À cela s'ajoute que bien souvent lorsque l'agresseur est familier, c'est l'agresseur qui est « protégé » par la famille. La sidération ne s'empare pas uniquement de la victime.

Il y a donc à rassembler les faits concrets, et indépendamment libérer toute la gamme émotionnelle. Il est nécessaire de reconstituer l'histoire dans son ensemble : celle des faits, celle des imaginaires, des affects, etc… La sophrologie répond très bien à cette nécessité.

Pour conclure, intégrer la zone pelvienne (bassin, vulve, clitoris, périnée, …) dans le schéma corporel permet la légitimité de défendre cet espace, la liberté du refus. Mais aussi légitimité d'alerter, de crier, faire du bruit lorsque cet espace est menacé.

Et ainsi d'identifier clairement un agresseur et une agressée.

Au-delà du viol, de l'agression, intégrer la zone pelvienne établit son identité d'homme, de femme avec ses ressources humaines.

Libérer la parole comme proposé depuis l'affaire Weinstein et le mouvement qui s'ensuit, est possible à partir d'une vivance juste de son propre corps.

Car lorsque le schéma corporel ne s'établit pas de façon juste, une faille est ouverte pour les agresseurs.

Je voudrais souligner cet après-midi le travail du gynécologue congolais M. Mukwege qui répare les graves lésions dues aux maltraitances dans la zone pelvienne. À cela il a proposé des maisons d'accueil où peut se poursuivre un suivi intégrant le respect dû à cette zone. À partir du corps « réparé », il est nécessaire d'intégrer son schéma corporel nourri de ressentis positifs et agréables.

Il a été avec Nadia Murad (concernant les Yézidies en Iran) prix Nobel 2018.

À cela s'ajoute aussi le documentaire de Cécile Allégra : *Anatomie d'un crime*, abordant les viols de guerre en Lybie que subissent les hommes.

Elle témoigne qu'elle a utilisé la sophrologie pour faciliter le témoignage des victimes.

Merci pour votre écoute.

IMMIGRATION, BOULEVERSEMENTS DE L'IDENTITÉ, ADAPTATION, UN PEU, BEAUCOUP... OU PAS DU TOUT

Isabelle FONTAINE-GASPAR

L'immigration dont je vais vous parler dans cette conférence, c'est l'histoire de la double peine, à travers le bouleversement de l'identité.

C'est à travers le regard d'une petite fille que j'ai décidé de vous en parler :

Une petite fille qui grandit dans une ville Lisbonne au Portugal où le thermomètre ne descend jamais en dessous de 12 degrés. Elle arrive en France, à la Courneuve, en plein mois de décembre 1963. Elle a 4 ans. Elle découvre la neige. Il fait froid. C'est un voyage interminable !

- Mais où on va ?

En 10 ans près d'un million de personnes ont fui le Portugal.

En France pendant la période des « trente glorieuses », l'économie repartait : nombre de travailleurs y furent employés pour construire des logements qui ne leurs étaient pas destinés.

Les émigrés, eux, il fallait qu'ils se débrouillent, qu'ils se construisent un toit avec leurs propres moyens. C'est ce qu'ils ont fait.

Un voyage clandestin dans un taxi vieillot avec un confort tout relatif, sans chauffage durant ce voyage hivernal. Puis, l'arrivée dans un lieu noir, ça sent mauvais ! Il y a de la boue partout, des maisons de « briques et de brocs » qui menacent de s'écrouler à chaque tempête ! Des baraques, on appelle ça un **bidonville !**

- Qu'est-ce qu'on a fait de mal ?

On va rester ici, un certain temps et on va bientôt repartir, ne t'inquiète pas. *« Ne t'inquiète pas » cela veut dire ne pose plus de questions !*

- Quand est-ce qu'on va rentrer chez nous ? Je veux voir ma copine Ana, elle me manque, elle doit me chercher partout ? Et pourquoi les gens ne nous aiment pas ?

Ils sont chez eux, eux ! Ils ont la priorité, nous, on est chez eux et c'est à nous de nous adapter, c'est comme ça ! Si tu te fais discrète tout se passera bien et ils t'aimeront.

On partira dès que ton père aura trouvé du travail et que l'on pourra obtenir « des papiers »

- « *Des papiers* » ?

Durant une grande partie de son enfance, cette petite fille entendra parler des papiers. Puis, après les papiers d'identité durement obtenus, ce sera au tour des papiers administratifs !

Comme dans la chanson de Léo Ferré « *Poète, vos papiers* ! ».

Angoisse pour cette mère analphabète, c'est le monde hermétique auquel elle n'a pas accès, alors la petite fille grandit et c'est elle qui devient la responsable des « papiers », Remplir les ordonnances, oups ! Elle voulait dire les feuilles de soin, remplir les formulaires, rédiger les devis de son père car elle sait écrire français, « elle ».

Drôle de monde où les enfants deviennent les « responsables de famille ». L'insouciance de l'enfance, elle ne sait pas ce que c'est !

- Y a-t-elle droit, elle ?

L'émigré quitte le pays où il est né, où il a grandi avec sa famille, c'est un déracinement et la peur de l'inconnu : partir pour un nouveau pays, une langue différente, une culture différente, une mentalité différente et la plupart du temps un regard « indifférent », voire hostile.

Du côté du pays qu'il quitte, c'est une famille qui perd un fils, une fille, un frère, un père, un cousin, une nièce, situation vécue comme une rupture, et surtout comme un abandon, cette personne sera « d'ailleurs » considérée comme une étrangère à son retour au pays.

Comment vivre cette situation de souffrance et que met l'immigré en avant pour s'en sortir et avancer ?

Une anecdote me revient à l'esprit. L'assistante sociale qui avait reçu cette mère pensait lui faire un beau compliment quand elle lui dit : « *Vous avez des enfants souriants, on voit qu'ils sont bien soignés ils sont bien habillés, ils sont heureux, c'est très bien madame, quand vous aurez besoin d'aide vous reviendrez nous voir, au revoir madame* ». Alors cette mère résignée s'en était retournée avec ses enfants dans la boue du bidonville !

L'enfant d'immigrés grandit trop vite, quitte le monde de « l'insouciance de l'enfance » comme s'il comprenait que la vie ne lui réservait pas « des facilités » encore moins des passe-droits, pas d'amis, pas de carnet d'adresses.

Il faut faire des efforts, encore plus d'efforts, avoir de l'endurance dans l'effort, de l'énergie, de l'amour envers et contre tout !

Pour autant « la richesse » de cette petite fille, c'est l'amour qu'elle a. De l'amour en « trop » qu'elle a toujours ressenti, du « trop » de peine, du « trop » de souffrance, du « trop » de pleurs, du « trop » d'injustice, qu'elle recycle intuitivement et qui devient du « trop » d'empathie.

Mais ce « trop » est aussi inadapté que du « pas assez » ! Il lui en a fallu du temps pour comprendre et s'adapter à cette inadaptation, s'approprier cette énergie !

Malheureusement au fond d'elle, cette petite fille grandit et nourrit jour après jour un sentiment de « honte ».

Honte d'être qui elle est, une brunette aux grands yeux noisette, ne mangeant pas de sandwiches jambon beurre lors des sorties de classe, mais du pain avec une omelette au chorizo. Ça sent fort. Les enfants sont sans pitié. Leurs remarques tranchantes et chaque coup porté, insidieux, sans bruit sont autant d'atteintes à sa différence, alors cette différence, c'est un poids à porter !

Je repense à cette enfant en danger de perte d'identité !

Elle ne rêve que d'une chose, être comme « les autres », se fondre dans l'environnement, mais elle se sent encombrante avec des parents qui ne partent pas en week-end, vu que toute la famille est restée au Portugal. Ces parents qui ne viennent pas aux réunions scolaires, vu qu'ils ne comprennent pas bien le français, et pour ne pas rajouter à la honte, c'est tant mieux !

Cette mère catholique et analphabète, où la religion représente la ligne directrice à suivre à la lettre si je puis dire… et quand, enfant, elle rentre à la maison en pleurs, parce qu'une fois de plus, elle a été traitée de portos, et rouée de coups de pieds et les cheveux tirés, la consigne familiale, est toujours la même : ne pas répondre, s'éloigner, quitte à passer pour une peureuse !

Comment, alors, ne pas ressentir de la rage, de la colère, comment arriver à sublimer toutes ses émotions pour ne pas en subir la double peine ? Peut-on faire de ses handicaps des points forts ? Et comment ?

C'est en effet un véritable bouleversement de l'identité qui s'opère ! La solution, alors, serait-elle l'adaptation ?

Un peu, beaucoup… ou pas du tout, envers et contre tout ?

L'enfant immigré grandit en souhaitant effacer tout ce qui le sépare des personnes auxquelles il est prestigieux de s'identifier et ce ne sont pas ses parents. Ceux-ci ne parlent pas bien la langue, ne mangent pas la blanquette de veau et les éclairs au chocolat ! Ils s'habillent avec des vêtements qui ne sont à la mode de personne ! Aucunes limites ne sont posées par ces parents qui finissent par perdre leur statut d'adulte responsable, puisque les enfants sont là pour remplir les papiers administratifs, signer le carnet scolaire, remplir les feuilles de soin médicales, et répondre au médecin.

Dis au docteur « *que je suis constipée !* ». Constipé veut dire enrhumé en portugais « *vous êtes constipée ?* » dit le docteur, depuis combien de jours ? !! Que d'erreurs de diagnostic qui ont été faites, eh oui, constipé c'est un faux ami !

Au-delà de ces subtilités de langage, qu'est-ce que l'identité d'un immigré ?

Cette identité peut prendre la forme d'une simple boîte aux lettres dans un bidonville, car cette boîte aux lettres signifie que vous êtes localisé, vous recevez du courrier, on peut vous écrire, pour vous signifier vos droits et vos devoirs. Vous avez une existence aux yeux de la loi, et aux yeux du monde, vous êtes « reconnu ». Vous pouvez faire des demandes puisque vous avez une place, vous n'êtes pas « rien ».

« *La reconnaissance passe par le regard de l'autre qui se pose sur soi* », nous dit-on dans nombre de publications, mais malheureusement dans le cas de l'immigration, c'est rarement un regard avec bienveillance mais plutôt un regard avec hostilité !

Ce regard vient réveiller des souffrances, des blessures narcissiques, des différences. Les immigrés apprennent à faire profil bas. La personne qui n'a pas de territoire, doit de surcroît « se taire », c'est le territoire du silence qui lui est imparti. Ils ne font pas partie des privilégiés qui ont une légitimité ! Ce sont des clandestins, des « hors-la-loi » !

De retour au pays, les retrouvailles !

Ah les retrouvailles tant rêvées, avec ceux qui ne vont pas tarder à vous reprocher, sans mots, d'avoir été abandonnés. Ce sont de nouvelles blessures : tu es devenu le « Français », tu es montré du doigt car tu arrives avec une belle voiture, de beaux vêtements dans un pays qui est encore sous la dictature de Salazar, générant à nouveau des frustrations et un regard hostile. À ce moment-là, tu comprends que tu n'as pas de territoire, tu te sens à nouveau « l'étranger » !

Pour l'immigré qui revient, le Portugal est alors vu, comme un pays sous-développé. Pas de belles routes, des maisons simples sans grand confort, pas de Félix Potin pour aller faire ses courses. On ne trouve rien sur les étagères de la petite épicerie du village, pas de lait frais, pas de croissant. *Alors en effet un sentiment peut naître à cet instant : « la honte », ce sentiment ne quittera plus la personne, et une volonté grandit : « ne pas ressembler » à ces gens-là !*

À leur insu, une frontière invisible prend place, il y a les « vrais Portugais », ceux qui sont restés au pays et les autres, ceux qui sont partis, « les traîtres ». Rien n'est dit, tout est ressenti.

L'immigré comprend qu'il n'est pas le bienvenu... alors il faut choisir son camp.

Que se passe-t-il ? Est-il coupable de ressentir cette honte ? Ont-ils raison de le rejeter ? Est-ce vraiment du rejet ?

Ne serait-ce pas au fond qu'un triste quiproquo, générant de l'incompréhension de part et d'autre ? Et beaucoup de souffrance…

La vie n'est pas une souffrance. C'est une expérience à vivre. Et dans le bouleversement de l'identité, c'est une « sacrée » expérience, ou plutôt une « expérience sacrée ».

Dans le processus de l'immigration, la personne peut tenter différentes formes d'expériences de vie sans se laisser enfermer dans l'une d'elles, elle devient libre d'expérimenter, libre de ne pas se laisser enfermer dans un confort et au contraire, *sortir de sa zone de confort* pour aller expérimenter d'autres choses. C'est cette expérimentation dotée du facteur d'adaptation qui permet de se constituer des ressources.

Des ressources qui vont lui permettre à tout moment de *sortir **justement** de sa zone de confort **sans danger** puisqu'elle a déjà expérimenté beaucoup de situations dont elle est sortie indemne.*

Alors, adaptation, oui, adaptation comme expérimentation, oui, comme le résultat heureux des erreurs, oui, mais **comme affirmation de soi surtout !** Sans tomber dans la facilité de se laisser définir par une situation, par un événement, par un contexte et garder en fin de *compte sa liberté d'action, sa liberté de pensée, sa liberté de mouvement, **sa liberté de déconstruction sans danger.***

C'est cette liberté qui amène à **la connaissance de soi.** La personne comprend que *cette déconstruction ne peut pas la détruire, et se construit ainsi un formidable socle de confiance en soi et d'estime de soi, qui amènent à **l'affirmation de soi**, véritable clé vers **la reconnaissance.***

Les immigrés, des chercheurs de vie meilleure !

Comment mes parents pouvaient-ils alors supposer que ce voyage était un voyage sans retour, et qu'il allait à ce point bouleverser leurs vies et celle de leurs enfants ?

Comment, partant avec la ferme intention de revenir, pouvaient-ils pressentir que cette « traversée » qu'on appelait « o salto » deviendrait une rupture si brutale ?

Ces souvenirs viennent réveiller notre mémoire, la provoquer, lui donner des frissons.

C'est pour moi, aujourd'hui, un moment d'une nostalgie rare, douce et surtout réparatrice, appelée « a saudade ».

Les ruptures s'estompent entre passé et présent. Une histoire se reconstruit, alors, dans notre imaginaire, une histoire « virtuelle » est en devenir, c'est mon histoire, c'est notre histoire…

Filles et fils des « grands découvreurs », héritiers d'une culture universelle, mes parents quittaient un monde où l'espérance s'était évanouie. C'était un voyage pour une « vie meilleure ».

Mon enfance fut riche en émotions. C'est un moment rare que celui de mettre des images sur des souvenirs d'enfance, que me permet aujourd'hui, ce Congrès sur l'Identité !

Au royaume de Salazar les mots justice, liberté et égalité étaient des blasphèmes. Le moine dictateur voulait faire de ces gens, des gens « sans histoires » !

Cette émigration massive, véritable mouvement d'émancipation, fut leur réponse.

Mais, il est difficile de s'inscrire dans l'histoire quand on a tout quitté, quand on a perdu la langue et les gens avec qui on la parlait, que l'on se retrouve en marge de la société dans un « bidonville », « sans parole, sans toit et sans adresse » et avec comme seule richesse, « l'espoir ».

Devoir de mémoire, devoir d'hommage…

Redonner de la place, « une » place à ce mouvement migratoire. Parler du courage, de la prise de risque, de ces gens, ils savaient ce qu'ils quittaient, ils ne savaient pas ce qu'ils allaient trouver. Ils ont malgré tout trouvé quelque chose, c'est « l'espoir ».

L'espoir d'une vie meilleure pour eux, mais surtout pour leurs enfants, pour leurs parents et leurs proches restés au pays, et à qui ils envoient un peu d'argent. Et pour ça, ils n'hésitent pas à en payer le prix fort, dans ce voyage de l'émigration où beaucoup y ont perdu la vie.

Alors, je suis fière, moi, enfant de la première génération de cette vague migratoire. Je suis fière de ces gens « responsables » et « insouciants » ambigüité du « courage » !

Je peux dire, que non seulement, j'ai des papiers d'identité mais j'ai surtout « des papiers de mes identités », et que loin de représenter un handicap, porté comme un poids par des générations d'immigrés, je le porte comme un étendard, fruit d'une addition de plusieurs identités, de plusieurs cultures, de plusieurs langues, de plusieurs sensibilités, autrement dit « une identité augmentée » !

Alors, aujourd'hui sans peur de me perdre, sans l'obligation de faire un choix enfermant, et en faisant un pied de nez à l'arithmétique, je peux affirmer que je suis :

100% Française, et 100% Portugaise. Et au-delà, je suis 100% citoyenne de la terre, de l'universel.

Comme l'affirme Paul Ricoeur, à travers son concept d'identité narrative, « *En racontant nos épisodes de vies, nous en construisons, ou reconstruisons, la cohérence et le sens* ».

En tant que fille d'immigrant, je déposerai cette conférence et un certain nombre de photos et de documents, au musée de l'immigration à Paris. Cette conférence qui raconte là, le parcours migratoire de ma famille, pour participer à la sauvegarde et à la transmission de cette mémoire partagée parce que **la France se conjugue au passé composé.**

Pour conclure, en tant sophrologue, je suis heureuse d'avoir réalisé le premier *terpnos logos* en portugais, que l'on peut retrouver sur un CD, réunissant deux séances de sophrologie différentes, l'une en portugais et l'autre en français, symbole de la réunion de mes deux cultures.

Et pour finir, voyons ensemble un court moment de « saudade » ! Avec quelques photos…

Obrigada ! Et merci !

ENFANCE ET PÉDAGOGIE : PROMENADE PHILOSOPHIQUE DE QUELQUES BELLES SOURCES ANCIENNES VERS UNE RÉFLEXION ACTUELLE SUR LA SOPHRO-PÉDAGOGIE

Corinne GOFFAUX-DOGNIEZ

Chers amis et amies de la sophrologie, chers amis et amies de France, chers amis et amies d'ailleurs, je suis ravie d'être parmi vous, c'est un honneur. Permettez-moi de vous exprimer ma gratitude.

Pour commencer, voudriez-vous vous installer confortablement sur votre siège, vous adosser afin de soulager votre dos de ses tensions. Dans cette rencontre-promenade que je vous propose, voudriez-vous prêter une attentive et calme conscience, ouverte, disponible.

Les pieds sur le sol nous ancrent dans la stabilité vivantielle comparable à celle d'un surfiste sur sa planche. Sentez-vous votre sternum ? Cette région de votre corps correspondant aux trois boutons supérieurs de la chemise ou du chemisier, cette région trouve son équilibre entre trop serré et trop lâche, le sentez-vous ? Les épaules, les bras se détendent…

Quelques respirations…

AAh, l'amour, toujours l'amour !...

Voici cette belle énergie positive que nous respirons et qui s'harmonise en nous quelques instants.

Sentons-là habiter tout le corps.

Sentons-nous ensemble pour cette pratique.

Quelle merveilleuse vivance nous unit !...

La période que j'ai choisi de faire revivre aujourd'hui pour vous est, pour schématiser, le XXe siècle, sur le plan de la profonde réforme socio-éducative qui s'y est effectuée.

Le phénomène de la société éducative concerné, qui s'est vue attribuer par certains le joli nom de « *révolution de velours* », est en fait l'aboutissement d'une éclosion d'idées nouvelles en matière d'éducation qui s'est fait jour à travers toute l'Europe durant la première moitié du XXe siècle (l'École Nouvelle).

J'ai choisi de partager avec vous cette identité chaque fois unique de quatre acteurs de ce changement. Ceux qui nous ont le plus directement influencés sans doute.

J'espère me montrer digne de ces personnes pour lesquelles j'ai la plus grande estime en transmettant fidèlement leur message.

Il s'agit de :
- Henri Wallon : pour sa compétence médicale, psychologique, pédagogique et politique.
- Jean Piaget : pour la hauteur, la richesse et la puissance de sa pensée pédagogique et éducative associés à son humanisme et à son charisme.
- Mélanie Klein
- et Françoise Dolto, toutes deux femmes psychanalystes pour leur éclairage à la fois féminin et psychanalytique du monde de l'enfance.

Commençons par **Henri Wallon**. Comme d'autres, Henri Wallon a été influencé par la guerre de 14-18 où, médecin au front, il a vu des choses qui ont marqué définitivement sa pratique.

En tant que médecin, Henri Wallon a consacré une partie de son œuvre à étudier

L'origine du caractère de l'enfant et

L'origine de la pensée chez l'enfant.

Ensuite, avec le physicien Paul Langevin, il a été à la base de la réforme de l'enseignement secondaire qui porte leurs 2 noms par l'intermédiaire du projet de loi qu'ils ont élaboré (qui n'a pas abouti directement mais a été la base de la réforme ultérieure. Ceci nous montre bien qu'il ne faut pas se décourager puisque le grand-père de Henri Wallon (et homonyme) avait déjà travaillé sur le même sujet !) : le Plan Langevin-Wallon.

1. Origine du caractère chez l'enfant

Henri Wallon étudie le comportement émotionnel de l'enfant qu'il considère comme différent selon le milieu et classable en typologies. Ces typologies peuvent être :

- morphologiques (athlétique – pycnique – asthénique – dysplasique).
- psychologiques (schizoïde – cycloïde)
- émotionnelles (complexion motrice)

Henri Wallon étudie la conscience et l'individuation du corps.
Il considère que le corps et la conscience sont d'abord une seule et même chose, chez le tout jeune enfant ; ensuite la représentation mentale apparaissant, deux niveaux distincts se font.
Considérons que nous, sophrologues, nous travaillons sur le « *corps-conscience* » afin d'avoir un impact sur la « *représentation* ».

Henri Wallon étudie la conscience de soi.
Pour ce point, il prend en compte les travaux d'autres scientifiques contemporains (comme dans l'ensemble de son travail d'ailleurs).
Par exemple, les travaux de Sherrington sur le tonus postural, ou les travaux sur les émotions. À propos des émotions : le courant rationaliste contemporain de Wallon a tendance à mépriser et négliger les émotions, **d'une part** parce qu'elles ont pour caractéristiques de devoir souvent être réduites (elles sont démesurées, mais parfois cette démesure a justement du sens), et **d'autre part** parce que les zones cérébrales qui évoluent le plus récemment dans le développement phylogénétique sont antérieures et supérieures (frontales et préfrontales, c'est-à-dire complètement rationnelles). Nous trouverons une explication à cela avec Monsieur Piaget dont nous allons parler ensemble : l'enseignement privilégie toujours la théorie.

Henri Wallon remarque toutefois que le système nerveux autonome (ortho et parasympathique) est sous forte influence émotionnelle.

Il observe aussi une forme de dialogue tonique chez le jeune enfant (dont l'expression paroxystique est l'opisthotonos). La notion de dialogue tonique sera reprise et développée par Julian de Ajuriaguerra.

C'est de la **conscience syncrétique** qu'émerge la représentation.

↓

Fusion entre le **phénomène attentionnel** et le moi

↓

Conscience protopathique et épicritique

↙ ↘

SN autonome
Ce qui est psycho-affectif

cortical

Wallon étudie aussi le lien entre psychisme et tonus.

Et l'importance des différents types de sensibilités : intéroceptives, proprioceptives, extéroceptives, et le sens de l'équilibre comme des composants de la conscience.

Il reconnaît le lien entre les habilités fonctionnelles et les processus de myélinisation.

↘ Fonctions instrumentales.

2. Origine de la pensée chez l'enfant

Ilot = plusieurs couples

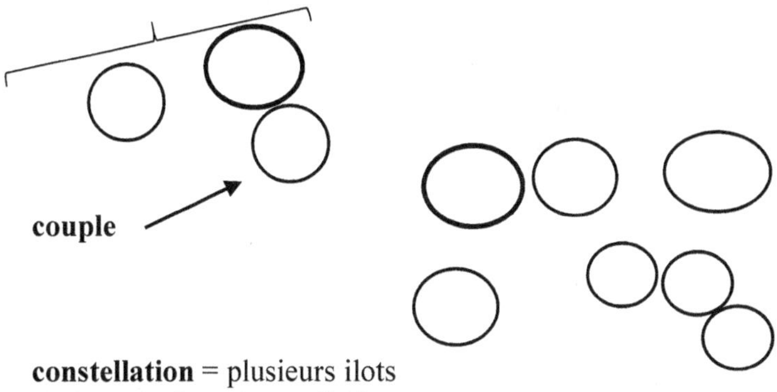

constellation = plusieurs ilots
série = plusieurs constellations

Le **cours elliptique** de la pensée de l'enfant enrichit peu à peu le puzzle.

Le stade des constellations est le stade de l'intelligence sensori-motrice

Le stade des séries est le stade de la pensée ou intelligence intellectuelle

Les antinomies : l'intelligence ne peut se développer que si l'enfant admet la complexité d'un monde faite au prix d'un certain nombre d'antinomies, de paradoxes, de contre-sens, de contradictions.

Nous verrons plus loin dans l'histoire de l'éducation que l'adulte aussi peut « succomber » aux difficultés du même type !

Donc, Henri Wallon a fait un gigantesque travail :

1. Visant à comprendre et à décrire avec précision le développement de la pensée depuis la petite enfance jusqu'à l'âge adulte ce qui est aussi schématisé dans les stades de développement de Wallon.
2. Visant à décrire le monde et la représentation propre à l'enfance

3. Visant à définir ce qu'est le réel et la façon dont l'enfant puis l'adulte peuvent l'appréhender, et ce, en termes de **lieu, temps, espace, causalité, finalité** pour aboutir à une **représentation** qui est ensuite mise à l'épreuve par une **expérimentation** qui vient confirmer ou infirmer celle-ci et la remanie. Cela se continue de manière dynamique, vivante, vivantielle.
4. Visant à définir des choses à part que Wallon nomme « ultra-choses » comme **les origines, le ciel, la terre, la lune, la croissance, la vie et la mort.**

Nous allons nous rafraîchir la mémoire à propos des **stades de développement :**

Charlotte Bühler : importance de la maturation interne pour l'acquisition d'un stade.

Gesell et Ilg : développement psychologique surtout des 4 premières années.

Henri Wallon : développement de l'intelligence.

Mélanie Klein : approche psychanalytique du tout début de la vie (sein maternel).

Jean Piaget : développement en lien avec les apprentissages.

René Spitz : approche psychologique du stade du miroir dans la construction identitaire.

Il faut donc comprendre que ces quatre personnes dont j'ai choisi de vous parler se trouvent à la bonne place et au bon moment pour entrer dans l'histoire. Leur travail est tout à fait complémentaire.

En effet, depuis l'Ancien Régime jusqu'à nos jours a lieu une importante démocratisation de l'enseignement.

Durant le XIXe siècle, il va se passer une alphabétisation timide d'abord, puis croissante.

Cette évolution de l'enseignement est marquée par des considérations économiques, sociales, des débats sur la liberté et les limites de l'enseignement, sur les réformes que l'on choisit d'intégrer, aussi par le développement de la laïcité.

Cela amène la disparition des bagnes d'enfants apparus en 1880 et supprimés entre 1940 et 1977.

De même, les maisons de redressement ou de correction instaurées entre 1820 et 1830 évoluent dans leurs pratiques : elles sont les ancêtres de nos actuels centres éducatifs fermés.

Sous la Troisième République, notamment en se penchant sur le cas de la jeunesse délinquante, Henri Wallon essaye de comprendre la psychologie de ces jeunes délinquants afin de les éduquer, de les socialiser et de les protéger.

Passons maintenant à **Jean Piaget :** Biologiste, zoologue, psychologue, philosophe et logicien, épistémologue, professeur émérite et, à ce titre, pédagogue s'il en est, cette éminente personnalité a réalisé une abondante bibliographie à propos des stades du développement qui est orientée sur les apprentissages. Il étudiera les schèmes du développement, et, bien sûr, l'épistémologie.

Son travail est fondamentalement humaniste, évolutionniste dans l'inspiration. S'appuyant, dans sa philosophie personnelle sur celle de Kant, de Spencer, de Baldwin, et sur les travaux d'Alfred Binet sur le Quotient Intellectuel, son imposant travail d'analyse psychopédagogique alimente ses cours, et aussi des colloques qui enrichissent une réflexion commune et donneront matière à des avancées sur le plan international.

Ces avancées sont, par exemple : la création de 2 institutions-clés : le Centre International d'Épistémologie Génétique (C.I.E.G.) fondé en 1955 et le B.I.E. = Bureau International de l'Éducation. Nous pouvons aussi considérer la Ligue d'Éducation Morale.

Ainsi, la personnalité, l'« identité » pour rejoindre notre thème de ce week-end, (je veux dire que sans doute, il fallait quelqu'un comme lui à ce moment pour faire cela…), l'identité donc, de Jean Piaget est bien fidèle à sa façon de voir le passage d'un stade du développement à un autre : il considère en effet, que ces passages se font sous la forme d'interactions (en douceur ? en communication ?) contrairement à d'autres, comme Wallon par exemple, qui se rallient au concept hégelien et parlent de ruptures (plus violentes ? Plus traumatisantes ? Plus toniques ?).

L'élément-clé du travail de Jean Piaget est sans doute l'**épistémologie génétique.**

Voici la définition du dictionnaire Larousse :

« *L'épistémologie génétique consiste à confronter le développement de la connaissance chez l'enfant à la constitution des notions utilisées par chaque science* ».

Exemple : l'artificialisme de l'enfant entre 7 et 9 ans.

L'enfant dit : « *Les nuages sont venus se mettre devant le soleil pour que la lumière diminue et que les petits enfants puissent faire dodo.* »

Il y a eu un moment dans l'histoire lointaine de la science où, ici, des adultes ont pensé cela.

Comment vous sentez-vous lorsque l'on dit cela ?...

Nous avons peine à nous imaginer cela ou à le reconnaître n'est-ce pas…

Pourtant, si on le fait, c'est le début du respect de la personne de l'enfant.

Au fur et à mesure, la science a progressé.

Chaque enfant, (et nous aussi, nous sommes passés par là), revit dans l'enrichissement de sa pensée au cours de son développement, la succession d'étapes faite par la science.

Il offre à l'adulte qui veut bien le voir ainsi, l'occasion de « revoir » l'histoire de l'intelligence humaine, une chronologie des découvertes et l'occasion aussi de ressourcer son propre fonctionnement de la pensée…

C'est cela que l'on appelle l'**épistémologie génétique**.

Jean Piaget se penchera sur le contenu des programmes au niveau conceptuel.

Ceux-ci doivent tenir compte :

- Du niveau des enfants.
- De l'évolution des connaissances.
- De la formation des maîtres.
- De la didactique, c'est-à-dire la façon dont la matière va être présentée.
- Des programmes dans les autres pays – rappelons que le projet est international.
- Des expériences déjà faites dans le domaine que l'on veut ajouter – l'intention est d'être « *up to date* » en matière

d'enseignement par rapport à l'actualité, scientifique notamment.

Sur base donc de ces points théoriques brillamment développés et étayés par les travaux des plus éminents scientifiques de son époque, le projet, éblouissant et grandiose se met en place à partir de 1925, et surtout de 1945 à 1965 à l'échelon international.

Après quelques années, des difficultés apparaissent : citons celles-ci :

- Les maîtres dans l'école nouvelle piagétienne sont chargés d'éduquer de façon responsable et de développer l'intelligence, la capacité à réfléchir. Ce n'est plus le même travail qu'une transmission des savoirs comme naguère. Cela débouche sur une pénurie de professeurs, et sur la question : « *comment va-t-on former à cette nouvelle compétence les professeurs ?* ».
- Les programmes scolaires sont rapidement surchargés (par de nouveaux savoirs afin d'être à la page, par de nouvelles méthodes qui prennent plus de temps).

Les solutions imaginées par Piaget prévoient une formation universitaire pour les maîtres et, en tant que professeur d'université, il attend beaucoup de la recherche, et notamment de la psychologie expérimentale. Ainsi, il espère former des pédagogues, accompagner valablement les apprentissages et aussi les évaluer correctement, au plus juste.

Sans doute Monsieur Piaget veut-il « *tout chambouler* », il est néanmoins obligé de partir de l'école traditionnelle et de la transformer alors qu'elle est en pleine activité.

Ce n'est pas le cas de Madame et Docteur Maria Montessori en Italie ou de Monsieur et Docteur Ovide Decroly en Belgique qui, avec la même philosophie feront une « *nouvelle école* » partant de rien, qui s'adressera au départ dans les deux cas à des enfants qui ne peuvent pas suivre l'enseignement traditionnel pour raison sociale ou psycho-sociale ou psycho-médicosociale et ont besoin d'une structure « *à part* ».

Beaucoup de choses ont donc été influencées dans notre enseignement encore actuel par les travaux que fit cet homme généreux et confiant en l'esprit et la psychologie humaine que fut Jean Piaget.

Sur un plan psychologique, je retiens, en tant que sophrologue, l'importance du jeu dans la relation ou encore de la motivation (du maître et de l'élève) ou encore l'identification (maître-élève, élève-maître, inter-élève...) qui dès cette époque va remplacer une soumission, un devoir, un choix obligatoire avec ce que cela peut avoir de désagréable, d'ennuyeux.

En 1972, Monsieur Piaget prend du recul pour analyser de façon critique sa propre pensée et le résultat des choses mises en place en 50 ans de réforme.

C'est le livre *Où va l'éducation* ?

Ainsi, Jean Piaget va arriver à la conclusion que :

- Beaucoup plus de gens ont fait des études, même si, la connaissance n'est pas toujours bien utilisée.
- Les filles et femmes ont acquis une place très similaire à celle des garçons et des hommes sur le plan des études.
- Les carrières scientifiques ne sont pas assez choisies.

Pourtant

- Des laboratoires scientifiques ont été construits dans les écoles secondaires, mais... ne sont pas utilisés !

Monsieur Piaget qui n'hésite pas à regarder l'histoire de l'éducation pour y puiser des sources de réflexion nous montre aussi que

- L'enseignement de la philosophie a été récemment séparé de l'enseignement scientifique.
- Cette scission et l'isolement qui peut en découler peut poser un problème **d'une part** dans la réflexion du scientifique qui pourrait manquer d'un certain réalisme, et **d'autre part** dans sa communication avec les autres intellectuels pour se relier à leur pensée.
- La gratuité de l'enseignement est souvent un leurre.
- Enfin, les méthodes d'évaluation sont insatisfaisantes.

Avec cet auteur, j'ai trouvé cette espérance qu'une spiritualité humaniste faite de tolérance, de paix, d'amitié interculturelle permettra de triompher des difficultés de l'école nouvelle, ouverte à tous.

Ces difficultés sont un peu un éternel recommencement, puisqu'elles réapparaissent sous une forme ou sous une autre et un combat est ainsi toujours à réinventer.

Nous avons un rôle, nous sophrologues auprès de protagonistes concernés pour résoudre ces difficultés avec eux.

Il y a aussi cette espérance que chacun pourra se réaliser à l'école, y revenir quand il ou elle en aura besoin, que sa critique éventuelle pourra y être entendue et servir à tous.

Merci, Monsieur Piaget pour cette belle œuvre, claire, forte, immensément bienveillante, et ô combien structurante toujours à l'heure actuelle.

Je vais ensuite parler de deux femmes psychanalystes. La première dont je vais vous parler : **Mélanie Klein-Reizes** est une des premières en matière de psychanalyste d'enfant. Son œuvre concerne l'importance psychologique du tout début de la vie pour la construction identitaire.

Mélanie Klein appartient à la psychanalyse, montante à l'époque, qui a subi l'influence de la deuxième guerre mondiale. Ce courant de pensée juif qui a échappé à la shoah en s'exilant à Londres (dans le cas de Mélanie Klein, avec Sigmund et Hannah Freud, Fédor Ferenczi, Mishaël Balint) a renforcé la force de sa réflexion et son unité empreinte cependant d'une certaine polémique interne nécessaire à la qualité de la pensée.

Mélanie Klein, en tant que femme et maman, a étudié les relations précoces mère-enfant sous l'angle psychanalytique.

Voilà qui nous place aux antipodes de ceux qui refusaient naguère à l'enfant une identité propre.

Je crois que nous allons rapidement redéfinir un peu les notions de clivage et de cohésion, même si je sais que vous êtes nombreux à savoir beaucoup de choses :

Mélanie Klein décrit l'importance d'une écoute de l'enfant, d'une capacité de le contenir, de le recevoir, et ce dès la conception, dès le sein maternel, afin de répondre à ses besoins, ses questions quand il grandit, ses attentes, dès le premier âge.

Chez le nourrisson, Mélanie Klein appelle cette attitude « cohésion » (c'est la cohésion de la mère qui se transmet à son enfant). Plus tard, le rapport de communication grandit avec l'enfant, se complexifie, se verbalise, mais l'idée reste la même : cette attitude de la mère permet la construction de la pensée de l'enfant et lui évite de devoir, plus que souhaitable, déporter son énergie vers des sublimations, des refoulements, ou de la désengager à partir de ce moment et dans la suite de sa vie.

Mélanie Klein nous conseille de ne pas nous référer à « *ce qui est bien* » ou « *ce qui est mal* » avant que, comme le disait Charlotte Bühler dans les stades de développement (vous vous souvenez n'est-ce pas ?), l'enfant ait la maturation suffisante à cet égard. Elle conseille de le laisser « exprimer » jusqu'au moment où son sens critique peut s'exercer et donner lieu à une intégration équilibrée du sens moral (que nos amis psychanalystes appellent le surmoi) (entre 3 et 6 ans).

Mélanie Klein développe l'importance des relations précoces mère-enfant lors de la phase d'allaitement maternel notamment en tant que première imago, déterminant pour la personnalité et les relations ultérieures.

Mélanie Klein a développé l'importante étape du « clivage », qui survient de manière répétitive dans une vie (chaque fois qu'il y a un passage significatif). Ce clivage serait étroitement lié à la position dépressive, et les particularités individuelles de ce clivage seraient des éléments importants de la personnalité ou identité psychologique et de la construction des mécanismes de défense.

<u>Le tout premier clivage</u> : c'est lorsque l'enfant vit l'expérience du sein maternel, cette expérience n'est pas toujours positive. Cela amène l'enfant à découvrir schématiquement qu'il

y a en fait deux états différents et extrêmes pour cette expérience partagée avec sa maman, c'est ce que nous appellerons « *clivage* » : en un « *bon sein* » (expérience agréable) et un « *mauvais sein* » (expérience désagréable). Le clivage s'accompagne d'une phase dépressive temporaire normale qui constitue un passage.

La « cohésion » de la maman joue un rôle important pour l'intégration de cette dualité « *bon sein-mauvais sein* » :

Exemple pour la « cohésion » : un enfant peut être dévorant pour le sein maternel. Cette attitude de l'enfant peut être un signe que l'on serait en présence d'un futur enfant psychotique, mais si la maman réagit bien en trouvant un moyen de contenir cet enfant, de le rassurer, de maintenir avec lui une bonne relation, de le nourrir dans tous les sens du terme positivement, elle peut maintenir son enfant dans la normalité.

Exemple pour le « *clivage* » : Si les expériences « *bon sein* » et « *mauvais sein* » sont trop radicalement séparées l'une de l'autre, il y aurait comme un grand fossé entre les expériences « *bon sein* » et les expériences « *mauvais sein* ». L'enfant risque alors d'avoir du mal à combler ce grand fossé dans sa construction psychique. Il court le risque d'avoir un moi fragile, dissocié, de recourir plus souvent qu'un autre aux processus d'idéalisation.

Donc, d'après Mélanie Klein, cette expérience première et sa réussite (trouver une des bonnes façons de la vivre) est de toute grande importance. Elle prépare une relation mère-enfant réussie, un « Œdipe » réussi (parce que la phase œdipienne présente de grandes similarités avec cette première imago) et ainsi prépare une vie entière réussie en en posant de solides fondements.

Celle résolution du premier clivage et des suivants se fait par association d'un processus identificatoire d'une part et d'une rêverie d'allure schizo-paranoïde qui permet l'acceptation et la maîtrise de sentiments intérieurs.

Ce scénario se répétera au cours de la vie, par une réapparition, au long des aléas de la vie, de phases de clivage similaires.

C'est dans ce type de situation que peut intervenir la sophrologie : il y a une souffrance, peut-être une envie de se faire aider.

Si c'est le cas, nous accompagnons ce processus de rêverie schizo-paranoïde et identificatoire, et nous aidons la personne à faire ce passage, à voir les balises qui sont en elle comme sur un bateau qui navigue – c'est notre patient ou patiente qui est aux commandes de son bateau) à être calme, à diriger son énergie, et nous la rassurons… ce dernier point va être précisé dans un instant.

Passons maintenant à, *last but not least*, **Françoise Dolto.**

Ne peut-on dire qu'il y a un « *avant* » et un « *après* » Françoise Dolto dans l'histoire de l'enfance médicale, familiale et éducative ?

Bien sûr, on ne présente plus Françoise Dolto, puis-je vous raconter au risque que vous entendiez des choses que vous connaissez déjà ?

Médecin psychanalyste, pédiatre, co-créactrice des Maisons Vertes (où se rencontrent les protagonistes du « *vivre ensemble* » familial et social), elle est déjà « *dans le coup* » de ou plutôt avec la lettre au Père Noël à l'époque où son frère est Ministre des Postes, et cette idée sympathique rencontre un succès populaire bon enfant. Figure emblématique de l'émission-culte « *Lorsque l'enfant paraît* », auteure de nombreux livres, toute son œuvre vise à aider l'enfant à s'épanouir au point de vue psychologique, éducatif (à l'école et à la maison) à une époque où, justement, les normes éducatives sont en pleine révolution et restructuration.

En effet, l'enfant, maintenant reconnu comme une personne, est écouté, jusque dans son symptôme, s'il en a un, qui est porteur de sens en termes de communication. Bien sûr, si on démarre un travail psychanalytique avec un enfant, nous dit Françoise, on prend de risque de le voir évoluer, changer, et la famille entière est concernée parce qu'elle se doit d'être réceptive à ce mouvement évolutif, de l'accepter, de s'y adapter, d'y répondre positivement, et donc c'est pour cela que la famille entière est impliquée : une remise en question vraie va s'y dérouler.

À cette époque, nous sommes dans les années 70, on donne donc sens, nous l'avons vu, à la démarche éducative, qui devient profondément humaniste : les maîtres ont pour tâche d'apprendre à réfléchir, à être autonome et responsable.

On envisage même que la remise en question des maîtres aille jusqu'à ce qu'ils se fassent psychanalyser afin d'être au clair avec eux-mêmes et donnent des cours d'éducation sexuelle : Jacques Lacan était passé par là…

Après ce « *grand nettoyage* » réformateur, l'émission « *Lorsque l'enfant paraît* » arrive à point nommé pour éclairer quelques lanternes de chemins parentaux devenus parfois nécessaires à baliser !

Comme vous le savez, bien sûr, l'émission, partant de cas vécus, clarifie les situations rencontrées, mobilisant les parents vers des solutions, exposant un état d'esprit nouveau.

En regrettant d'avoir à me limiter, j'ai choisi pour vous un unique exemple : celui de l'enfant qui inquiète ses parents parce que selon eux « *il devient masochiste* ».

Françoise interroge, puis amène son éclairage : dans les personnes proches de la famille qui s'occupent de l'enfant nous dit-elle, il y a des aînés aimants, aimés de l'enfant qui sont souffrants, sans doute à cause de l'âge.

L'enfant a fait une identification qui ne fait pas le détail : il a pris l'amour et aussi la douleur… une petite explication s'impose : « *Pour les rhumatismes, tu as un peu le temps encore…* »

Françoise Dolto a mis le doigt dessus.

Françoise Dolto puisait ses racines éducatives personnelles dans une éducation catholique traditionnelle et présentait aussi une personnalité aux caractéristiques telles qu'elle put s'ouvrir à des disciplines pionnières, s'y engager, y déployer un message éminemment féminin tout en étant érudit, intégrer magistralement ces disciplines pionnières et en faire partager les applications pratiques au cœur même de la famille.

Les deux guerres mondiales furent, bien entendu, fort regrettables, toutefois, entre autres choses, elles montrèrent aussi une remarquable capacité de mise au travail professionnel de la femme, qui au départ s'imposait par les circonstances, et ensuite, se généralisa, modifiant la structure et le fonctionnement de la cellule familiale.

Les guerres montrèrent aussi de spectaculaires réactions symptomatiques chez les enfants séparés de leur père pendant, la plupart du temps, quatre années, la durée de la guerre : ceux-ci régressaient et, si c'était un petit garçon, il devenait énurétique, si c'était une petite fille, elle se mettait à sucer son pouce.

L'analyse de ces réactions symptomatiques survenant à tel ou tel stade du développement est éclairante au point de vue de la compréhension du développement de l'enfant d'une part, et de la logique de l'expression symptomatique d'autre part.

En début de carrière, Françoise Dolto travailla avec Sophie Morgenstern, première psychanalyste d'enfants. Avec elle, elle s'ouvrit à cette idée que le symptôme chez l'enfant peut être communication, langage.

C'est ce que Françoise Dolto a développé dans son livre *Tout est langage*.

Dans le lien thérapeutique, de nature psychanalytique, transférentiel, avec l'enfant, la parole, la communication non verbale, et sans doute surtout l'écoute dans tous les sens du terme, le jeu aussi, vont permettre de découvrir le sens d'une certaine « *animalité* » observée, et surtout de rejoindre cette animalité comme on retourne chercher quelque chose que l'on a perdu en chemin. Ensuite, on va reconduire la chose perdue ici et maintenant et ce sera la guérison.

Animalité est le mot de Françoise : autant que ce soit un vilain mot, nous dit-elle, puisque ça doit partir : c'est ce que tout le monde veut.

Françoise Dolto va aussi énoncer la retenue, la réserve de l'écoute qui permet ainsi de conduire l'énergie pulsionnelle, de la maîtriser, de la canaliser au niveau du travail psychanalytique pour aller de l'avant. Je crois que voilà quelque chose qui est très intéressant pour nous aussi, développer avec précision cette faculté de bien écouter, respectueusement.

De façon comparable, nous dit encore Françoise Dolto, le couple des parents doit parfois être un « *mur* » impassible contre lequel se cognent certaines expressions pulsionnelles de leurs enfants, notamment au point de vue de l'expression de l'inaltérabilité de leurs sentiments l'un pour l'autre. Cela renvoie aux jeunes, en retour une part plus ou moins grande de leur propre énergie et leur apprend ainsi à s'identifier à cette cohésion dans leur construction propre de couple ultérieure.

Merci, Madame Dolto, pour cette belle œuvre, claire, forte, immensément bienveillante et ô combien structurante.

Évaluation de l'intelligence chez l'enfant :

Le test de Q.I. d'Alfred Binet est devenu le W.I.S.C. = Weschler Intelligence Scale for Children (actuellement, on en est au WISC V depuis 2014). L'évolution depuis le Q.I. montre une ouverture horizontale très grande : compréhension et acceptation de différents types d'intelligence, compréhension plus fine de la difficulté rencontrée par l'enfant, et donc possibilités ainsi de réponses pédagogiques précises, et si ce n'est pas suffisant, de réponses thérapeutiques plus justes, plus précises, et donc plus efficaces.

Et là, y aurait-il un hiatus ?

Comment les personnes qui coupent en tout petits morceaux les concepts afin de mieux les comprendre travaillent-elles avec les personnes, comme nous, qui sont dans l'unifiant ?

Si nécessaire, que peut-on faire pour aider à une meilleure collaboration ?

Rôle de la sophrologie :

La sophrologie, créée en 1960, s'inscrit dans ce beau mouvement humaniste, positif et constructif.

1. Elle aide chaque personne à faire valoir son droit à l'identité, à la santé, au développement personnel, au bien-être.
2. Elle intervient en cas de difficulté pour affirmer cette identité, pour l'imposer.
3. Si notre époque a vu poindre le spectre d'un retour de l'arbitraire sous l'expression de terrorisme et de montées et même d'installations fascistes, serait-ce en partie les conséquences justement d'une horizontalisation générale très grande ? Est-ce l'expression d'un besoin d'une autorité précise, structurée, ou au moins structurante, pertinente, discipline nécessaire et naturelle colonne vertébrale que nous pouvons chercher modestement mais judicieusement malgré tout avec nos élèves, nos patients ?
4. Ce besoin d'interaction structurante parfois après une « rupture symptomatique salutaire » peut amener une intervention sophrologique humaniste, constructive, piagétienne dans la philosophie.

Le violent ou l'arbitraire surgissent s'il y a une forme de menace, mais constituent aussi une menace.

Le travail vécu phénoménologique, la transformation vivantielle sophrologique partagée, peut nous faire passer à un mouvement existentiel dirigé pacifiquement mais comportant néanmoins l'énergie requise, vers l'objectif choisi qui sera ainsi atteint.

Nous allons nous adresser à la personne en difficulté, ou à la difficulté de la personne, l'encourager éventuellement à réévaluer, à exprimer, à intégrer, à gérer ses émotions, à se recharger en énergie.

Ces idées seront valables dans la dynamique de groupe de tout groupe, autant dans la famille qu'à l'école, dans le groupe d'amis ou sur le lieu de travail, depuis le microcosme de vie jusqu'au macrocosme de la société toute entière.

Merci à la sophrologie de nous permettre ainsi d'être au cœur de la société, en lien avec les personnes, les jeunes, les enfants, et de pouvoir faire ensemble un chemin salutaire, constructif, empathique.

Je vous remercie de votre attention.

BIBLIOGRAPHIE

Bibliographie de Henri Wallon pour ce travail :

Les origines de la pensée chez l'enfant, (1945), PUF

Les origines du caractère chez l'enfant (Les préludes du sentiment de la personnalité), (1949), PUF

Bibliographie de Jean Piaget pour ce travail :

L'Épistémologie génétique, (1947), PUF

Psychologie et pédagogie, (1969), Gallimard (FOLIO)

La représentation du monde chez l'enfant, (1970), PUF

Où va l'éducation, (1972), Gallimard (FOLIO)

Bibliographie de Mélanie Klein pour ce travail :

Envie et gratitude, (1953), Gallimard

Essais de psychanalyse, (1925 à 1945), PAYOT (coll. Sciences de l'homme)

Bibliographie de Françoise Dolto pour ce travail :
Psychanalyse et pédiatrie, (1971), SEUIL (Points)
Le cas Dominique, (1971), SEUIL Points)
Lorsque l'enfant paraît, (1977), SEUIL
L'Évangile au risque de la psychanalyse, tome 1 et 2 (1977), SEUIL (Points)
Tout est langage (avec Claude Hamos et Catherine Dolto), (1984), Gallimard (FOLIO)
La difficulté de vivre, (1986), Éditions de la Seine

Œuvres posthumes (Dans la collection Françoise Dolto dirigée par sa fille Catherine avec le concours de l'Association Françoise Dolto, travail de Catherine Dolto et d'autres : Claude Hamos (*Tout est langage*), Gérard Guillerault (*Le sentiment de soi*), Muriel Djéribi-Valentin et Elizabeth Kouki (*Sexualité féminine*) sur base souvent d'enregistrements ou d'essais entre 1960 et 1988) :
Sexualité féminine - La libido génitale et son destin féminin, (1996), Gallimard
Les étapes majeures de l'enfance, (1994), Gallimard (FOLIO)
Les chemins de l'éducation, (1994), Gallimard (FOLIO)
Le sentiment de soi - Aux sources de l'image du corps, (1997), Gallimard
Le féminin Filiations, etc..., (2003-2004), Gallimard

DE LA SOPHROLOGIE À LA PSYCHOTHÉRAPIE OU UNE PEUR D'IDENTIFICATION PATERNELLE – CAS CLINIQUE

Bénédicte DE MONTENAY

L'identité en question…

Pour devenir soi, il faut aussi pouvoir s'identifier au même, c'est-à-dire être comme…

Et ce n'est pas toujours une évidence.

À travers un cas clinique, je vais montrer comment la Sophrologie a levé du refoulement une peur d'identification paternelle chez un fils, marié et lui-même devenu père de trois filles.

Ewald, 43 ans, Norvégien m'est adressé par son endocrinologue qui le suit pour une thyroïdite d'Hashimoto, il est sous Levothyrox.

Lorsqu'il vient pour des séances de Sophrologie en Mai 2017, il dit vivre un grand stress au travail (journaliste : service presse dans une organisation internationale). Sa demande est un souhait d'enrayer ses pulsions alimentaires et de perdre du poids.

Dès la 1re séance de Sophrologie, il sent qu'il respire mieux et s'aperçoit que son odorat est totalement émoussé.

Après trois séances, il constate qu'il se nourrit comme une mécanique et que son sens du goût est atrophié. Il réalise qu'il « *mange son stress* » et engloutit beaucoup trop vite. Il lui revient un souvenir : « *Mon père mangeait vite et je voulais manger plus vite que lui* ».

Parallèlement à la Sophrologie il met en place un régime avec son endocrinologue.

Ensuite nous faisons une série d'exercices pour développer la proprioception et l'intéroception ce que j'appelle développement des 6e et 7e sens ou sens de la Relaxation Sophronique pour éveiller l'intentionnalité intériorisante.

À l'issue de ces exercices, Ewald prend conscience qu'il mange de façon compulsive et il découvre le plaisir de goûter. Bon nombre d'exercices portent sur les aliments, l'exploration des saveurs, des consistances et des goûts, cela à raison d'une séance hebdomadaire pendant 6 mois environ. Il a perdu du poids : 15 kilos. De 105 kg, il est passé à 90 kg.

Quand, au cours d'un protocole précis de Sophrologie, arrive une séance décisive, à la séance suivante débutera alors un 2e protocole tout aussi important qui va marquer le passage de la Sophrologie à la Psychothérapie.

Passage obligé puisque à la fin de la séance au moment où je formule « *Vous êtes en burnout et devez consulter votre médecin pour qu'il vous arrête* ». Cet homme que j'ai toujours vu rieur (à l'excès), je rappelle l'explication que donne Freud à propos du rire comme décharge motrice d'une tension psychique, chez lui c'est un rire défensif, souvent discordant mais là sa défense est tombée, il s'écroule et fond en larmes ! Comme une lame de fond venue de très loin, je le cite : « *J'ai peur d'être maniacodépressif comme mon père qui, à 43ans, alors qu'il avait un poste prestigieux, avait dû définitivement s'arrêter de travailler. Moi j'ai une famille à nourrir et ce n'est pas possible !* ». On notera qu'Ewald a aujourd'hui précisément l'âge auquel son père a cessé toute activité, ce qui redouble sa peur.

La perte de poids a entraîné une décompensation et la levée du refoulement a libéré sa parole. Jusqu'ici, lors des séances de Sophrologie, il n'avait jamais parlé de son père, c'était comme une honte. Jeune garçon il devait le soutenir et a manqué d'un modèle paternel porteur. À l'âge de 11 ans, ses parents ont divorcé et lors des séjours chez son père, il devait s'occuper de lui, l'aider pour sa toilette, etc., ce qui semble l'avoir beaucoup marqué dans le sens d'un parent défaillant.

Adolescent, vers 17 ans, Ewald a passé un an au Brésil où il a de la famille et il me parle de cette période à la suite du 2e protocole sur la recherche d'images-appui.

Il évoque la famille dans laquelle il était où il y avait trois frères qu'il admirait et surtout l'un d'eux, jusqu'à tout faire comme lui ! Et 26 ans plus tard il craint encore avoir une fausse personnalité à cause de son imitation, il pense qu'il n'est pas vraiment lui-même et m'avoue cela avec beaucoup d'émotion et de panique.

Alors pourquoi ces 2 protocoles de Sophrologie sont-ils des révélateurs ?

Protocole n°1 : Exercice du Soleil et de la Lune, ressentir ses pôles énergétiques.

Soit la symbolique très forte du pôle masculin (le soleil) et du pôle féminin (la lune) de notre énergie intérieure.

Cet exercice fait aussi référence à la symbolique orientale du Yang masculin, le feu, la force et la puissance qui s'opposent à la nuit, à l'eau et à la douceur du Yin féminin. L'action du yang s'oppose à la réceptivité du yin.

L'objectif de cet exercice est de prendre conscience des qualités respectives des deux énergies et de sentir l'intérêt pour chacun d'intégrer en soi les deux polarités.

À la fin de la séance Ewald dit ne pas avoir réussi à se connecter au soleil, tandis que pour la lune il a ressenti un liquide bleu et froid. Puis toute la semaine qui a suivi cette séance il dit avoir eu un sommeil agité, n'avoir plus jamais pensé à son père de façon positive et qu'il pouvait enfin s'en différencier et le réhabiliter.

Il reparle du Yin et du Yang et dit que depuis cette prise de conscience, il se sent plus fort, plus masculin et plus prêt à combattre à son travail au lieu de subir.

En famille il essaie d'être plus présent avec ses enfants car en fait il ne se sent pas vraiment là, à fuir pour trouver le calme et pour cela « *je bois du vin* » dit-il ! Depuis cette séance de prise de conscience de cette crainte d'être comme son père, il dit se sentir très soulagé d'un énorme poids, libéré de cette peur d'avoir la maladie de son père qui le terrorisait et le maintenait prisonnier de son histoire.

Protocole N°2 : Relaxation Mentale et Images-Force

Il s'agit pendant la période disponible de la conscience en état Sophro-liminal de trouver des images-force ou images-appui à des périodes différentes de la vie : enfance, adolescence et âge adulte.

Un conflit de loyauté :

Cette année passée au Brésil lui est apparue comme très importante.

En effet, à 17 ans un jeune homme a besoin de modèles pour se construire et ces 3 garçons et leur père furent des modèles en même temps que cela lui a créé un conflit de loyauté vis-à-vis de son propre père. Ewald, plein d'émotion me dit : « *C'est mon père, je l'aime et pourtant je ne voudrais pas être comme lui !* ».

On comprend mieux dans quel imbroglio de honte et de culpabilité il se trouvait pris. Ce sentiment inconscient de culpabilité vis-à-vis de son père remonte à l'époque du séjour d'un an au Brésil où le père de ces 3 garçons admirés avait fait office de père de substitution.

De plus son père comme modèle possible se trouvait très empêché par sa mère. Je le cite : « *Toute mon enfance j'ai entendu ma mère critiquer mon père, dire qu'il était très égoïste avec l'argent...* ».

Après avoir rassuré Ewald en lui disant qu'il n'était pas maniaco-dépressif et en lui expliquant que son père n'était pas réductible à sa maladie et qu'il lui avait sûrement transmis beaucoup de choses, il m'expliqua que c'était un homme cultivé avec qui, jeune garçon, il avait partagé activités et loisirs. Cela permit de débloquer chez lui toutes les identifications positives pétrifiées à cause de la peur de sa maladie. Il dit : « *De 15 à 27 ans, sa maladie c'était une croix, j'avais honte* ».

Par ailleurs sa mère a toujours eu beaucoup d'emprise sur lui. Il me confie qu'il n'a jamais pu avoir de relation en direct avec son unique sœur qui a 9 ans de moins que lui, il faut toujours que sa mère s'interpose.

Sophrologie et identification positive :

Je profite de ce passage marquant pour donner un autre exemple d'identification paternelle quand elle vient à faire défaut. Le Sophrologue peut l'activer chez son patient, dans la relation d'alliance. Il va pouvoir le valider et permettre au patient de trouver des images-appui ou images-force.

La Sophrologie, sans être magique, peut aider à créer les conditions pour retrouver une conscience d'être au monde à partir de la richesse sensorielle et mettre le sujet davantage en contact avec lui-même.

Voici une identification positive qui a relancé le processus créatif chez un écrivain-poète. Georges-Emmanuel Clancier, mort l'année dernière en juillet, raconte dans une interview récente qu'en 1950, sur le trajet Paris-Limoges, il avait rencontré Paul Éluard qui lui avait demandé s'il écrivait toujours. Il lui avait répondu que depuis plus d'un an il traversait un désert poétique. Alors Éluard s'était écrié : « *Mais, comment, vous ne savez donc pas que c'est quand nous n'écrivons pas que le poème se prépare en nous.* » et Clancier avait dit : « *Cette simple affirmation d'Éluard a fait, qu'à peine débarqué à Limoges, l'inspiration m'est venue ! La parole de ce grand poète a fait jaillir en moi la source* ». Sans aucun doute Éluard représentait aux yeux du jeune poète Clancier une figure paternelle admirée et le fait qu'il le reconnaisse comme faisant partie du clan des poètes lui a redonné confiance.

Je cite cet exemple pour montrer que le Sophrologue avec l'aide de certaines techniques comme la Sophromnésie ou la Sophro-Onirie, a la possibilité, dans son travail, d'être créatif, il va alors prêter son propre imaginaire pour permettre de réouvrir l'espace de rêverie de son patient. Il se met à la disposition du « sophronisé » pour qu'il retrouve la faculté vivifiante d'associer, de rêver, d'imaginer afin de réveiller des images à charge affective positive, souvent restées enfouies, figées, inanimées. Comme le dit Paul Gauguin : « *Ce que je désire le plus c'est un coin de moi-même encore inconnu* ».

De la Sophrologie à la Psychothérapie

Mais revenons à mon patient, après deux périodes successives d'arrêt-maladie, son médecin généraliste lui a prescrit un antidépresseur (Seroplex 10mg), Ewald commence à lâcher prise mais s'inquiète pour son état qu'il sent irrégulier. Il trouve que cela fait du bien de parler, de mettre des mots sur son histoire familiale d'autant qu'il prend conscience de zones d'ombre, comme par exemple le suicide de son grand-père maternel quand sa mère avait 4 ans (la raison étant d'avoir perdu tout son argent au jeu) et dont sa mère ne lui a jamais parlé (il l'apprit par un cousin). Cette prise de conscience confirme le propos de Freud : « *Les mots sont bien l'outil essentiel du traitement psychique. Le profane trouvera sans doute difficilement concevable que des troubles morbides du corps ou de l'âme puissent être dissipés par la « simple » parole. Il pensera qu'on lui demande de croire à la magie. En quoi il n'aura pas tout à fait tort : les mots de nos discours quotidiens ne sont rien d'autre que magie décolorée* ».

Au fur et à mesure qu'il déroule le fil de son histoire il se sent mieux enraciné, dit qu'en fait, il était complètement épuisé ! Maintenant tout lui semble plus beau, plus coloré et il a retrouvé le sommeil.

La question qui se pose d'une façon cruciale : c'est l'orientation vers une psychothérapie au moment précis où la sophrologie a mis au grand jour ce qui était maintenu par le symptôme, dans le refoulement.

Cependant ce patient ne serait jamais venu en Psychothérapie. Au départ c'est la Sophrologie qui a fait émerger la part refoulée !

Est-ce que le Sophrologue aura le discernement nécessaire ?

Voilà le sujet dont j'aimerais débattre avec vous : savoir orienter le patient vers une psychothérapie, si c'est nécessaire, et savoir évaluer le moment opportun.

ANNEXES

PROTOCOLE N°1
Exercice du soleil et de la lune – Ressentir ses pôles énergétiques

Objectif :

Cet exercice d'énergétisation introduit une variante : la lumière est le support de visualisation, mais **on distingue deux sources d'énergie : l**e soleil et la lune, le pôle masculin et le pôle féminin de notre énergie intérieure.

En faisant appel à la symbolique orientale du yin et du yang, on amène chacun à ressentir dans son corps les vibrations de son énergie masculine et féminine, à prendre conscience de la notion d'équilibre énergétique.

Assez simple au niveau des visualisations suggérées, cet exercice va plus loin qu'une simple énergétisation. Il peut notamment permettre au formateur d'amener le groupe à réfléchir aux caractéristiques comparées de l'énergie masculine et féminine. On retiendra, par exemple, quelques oppositions significatives :

Pour le yang masculin, la lumière du jour, le feu, la puissance et la force s'opposent à la nuit, à l'eau et à la douceur du yin féminin.

L'expression, l'action, l'apparence extérieure du yang s'opposent à la réceptivité, l'écoute, la réflexion et la profondeur intérieure du yin.

L'objectif est de prendre conscience des qualités respectives des deux énergies et de sentir l'intérêt pour chacun d'intégrer en soi les deux polarités.

Description de l'Exercice :

(Procéder à la détente du corps).

Puis laissez maintenant venir au-dessus de vous, à droite de votre champ de vision, l'image d'un soleil rayonnant, un soleil au zénith d'une belle journée d'été. Visualisez, imaginez sa lumière comme une intense lumière claire.

Imaginez que votre narine droite est reliée à ce soleil par des filaments dorés, imaginez que le long de ces fils court l'énergie du soleil que vous pouvez capter à chaque inspiration. À chaque inspiration, vous amenez en vous la lumière du soleil, puis sur l'expiration, vous la diffusez dans la partie droite de votre corps... (3fois).

Laissez-vous porter par le rythme de votre respiration. À l'inspir, vous amenez en vous l'énergie du soleil, et à l'expir, vous la diffusez dans la moitié droite de votre corps. Sentez, ressentez cette énergie lumineuse, cette force qui pénètre en vous, ressentez cette chaleur qui se répand dans chaque cellule, à droite de votre corps.

À gauche de votre champ de vision, faites maintenant venir l'image de la lune, imaginez une très belle nuit de pleine lune, visualisez un paysage baigné dans cette clarté délicate et bleutée, peut-être un lac tranquille reflétant les éclats de cette étrange lumière. Imaginez que votre narine gauche est reliée à cette lune par des filaments argentés, imaginez que le long de ces fils court l'énergie de la lune que vous pouvez capter à chaque inspiration. À chaque inspiration, vous amenez en vous la lumière de la lune, puis sur l'expiration, vous la diffusez dans la partie gauche de votre corps... (3 fois).

Laissez-vous porter par le rythme de votre respiration. À l'inspir vous amenez en vous l'énergie de la lune, et à l'expir, vous la diffusez dans la moitié gauche de votre corps. Sentez, ressentez cette qualité d'énergie particulière, cette lumière plus douce qui pénètre en vous, ressentez l'énergie de la nuit qui se répand dans chaque cellule, à gauche de votre corps.

Laissez à présent s'imposer à vous les deux images, le soleil et la lune ensemble, le soleil dans la partie droite de votre champ de vision, la lune dans la partie gauche, vous êtes toujours relié à chacun des deux astres par des filaments lumineux.

À chaque respiration, vous amenez en même temps l'énergie du soleil dans la partie droite de votre corps et l'énergie de la lune dans la partie gauche. Ressentez la différence d'énergie qui s'installe en vous, dans chaque moitié de votre corps.

À droite, vous ressentez la force et la chaleur du soleil, à gauche, la douceur de la lune.

À droite, une énergie de feu, dirigée vers l'extérieur, vers l'action et la construction. À gauche, une énergie plus fluide, comme de l'eau, dirigée vers les mystères intérieurs, vers ***l'écoute et la réceptivité.***

Toujours dans le rythme de votre respiration, ressentez ces deux polarités en vous, comment vibre votre pôle masculin, votre moitié droite et comment vibre votre pôle féminin, à gauche de votre corps ; prenez le temps de sentir ce qui se passe à chaque respiration, l'équilibre qui s'installe, ou bien la différence d'intensité.

Quelles sensations dominent ? La puissance et la chaleur du soleil ou bien la douceur de la lune ? Le besoin d'extérioriser ou bien celui de plonger dans le silence et l'écoute intérieure des sentiments ? Soyez à l'écoute de vous-même, de vos sensations. Tout en vous remplissant d'énergie, percevez davantage votre dualité et laissez faire votre respiration, tout simplement, et lorsque vous serez prêt, lorsque vous aurez fait le plein d'énergie et de sensations, vous pourrez envisager d'entamer doucement la phase de retour dans cette salle, en respectant soigneusement les étapes de retour vers la rive extérieure.

PROTOCOLE N°2

Pratique de la Relaxation Mentale

Préparation physique d'abord. En recherchant la position la plus confortable, on vérifie la position du corps. On laisse le corps se mettre en place. Ensuite préparation mentale en s'accordant ce moment de répit, cet entracte dans la journée, en renonçant momentanément à ses préoccupations quotidiennes pour se consacrer entièrement à soi-même pendant toute la durée de cet exercice.

(S) = Silence

<u>Descente en relaxation :</u>

Le soupir qui deviendra de plus en plus le signe réflexe de votre exercice de relaxation. Un soupir profond le plus sincère possible et, au moment où l'air sort de votre corps, une première détente générale s'installe en vous.

On enchaîne sur le premier parcours précis et détaillé du corps en se donnant des intentions de détente. On commence par le front dont on relâche tous les petits muscles qui sous-tendent la peau.

Le front devient parfaitement lisse (S). Même chose pour les tempes et pour le cuir chevelu. On décontracte. On renonce à toute tension (S). En conservant les paupières closes on relâche l'œil lui-même. On parvient à percevoir la masse des globes oculaires parfaitement détendus qui reposent dans leurs orbites, à l'intérieur de la cavité(S). On descend le long du visage en relâchant successivement les ailes du nez (S), les joues (S), le tour de la bouche (S), l'intérieur de la bouche en laissant la langue se détacher du palais (S). Puis dans la partie inférieure du visage, les mâchoires se desserrent légèrement, décontraction du cou et de la nuque.

Nous allons marquer un temps d'arrêt pour percevoir les premiers effets de cette détente légère au niveau de la tête qui n'est plus retenue par la musculature et qui peut peser un peu plus lourdement sur son appui (S). La tête lourde, agréablement lourde (SSS). On vient ensuite dans la région des épaules que l'on peut laisser s'affaisser complètement vers le divan. Sensation de soulagement, de bien-être (S). Puis c'est la descente le long des bras, toujours en maintenant en soi des intentions de détente, détendre toujours un peu plus, relâcher. Partie supérieure des bras d'abord jusqu'aux coudes, les coudes eux-mêmes dont on peut percevoir les points d'appui sur le divan (S), les avant-bras, les poignets, et enfin les mains que l'on détaille en relâchant plus particulièrement la paume de la main (S), le dessus de la main (S) et chaque doigt l'un après l'autre (S), le petit doigt (S), l'annulaire (S), le majeur (S), l'index (S) et le pouce.

On marque ici notre deuxième temps d'arrêt sur les bras, les bras allongés sur le divan confiés à la pesanteur. Sensation agréable de lourdeur au niveau des bras (SSS).

Puis on porte l'attention, le conscient, au niveau du ventre qu'on va pouvoir libérer en décontractant complètement toute la paroi abdominale. De nouveau sensation de bien-être, de soulagement (SSS). Ensuite on descend le long des jambes en relâchant successivement les cuisses (S), les articulations des genoux (S), les mollets, partie inférieure des jambes (S), les chevilles (S)

Et enfin les pieds que l'on détaille légèrement en relaxant plus particulièrement la plante du pied (S), le talon, dont on peut percevoir le point d'appui sur le divan(S), le dessus du pied (S) et enfin les orteils globalement.

Troisième temps d'arrêt au niveau des jambes qui sont abandonnées à leur propre poids sur le divan. La tête agréablement lourde, les bras lourds et maintenant les jambes lourdes (SSS).

On remonte ensuite le long du dos en décontractant toute la région des reins (S), puis en remontant par la taille vers les épaules on détend la musculature dorsale sans oublier au passage tous les petits muscles autour de la colonne vertébrale, pour remonter vers la nuque et par le cuir chevelu revenir contrôler l'état de détente du front et des yeux, qui, du fait de l'effort de concentration fourni, ont toujours tendance à se contracter. On laisse donc le front redevenir complètement lisse et les yeux se détendre (S).

<u>On aborde maintenant le deuxième inventaire.</u> Ce deuxième parcours va se faire beaucoup plus rapidement et beaucoup plus globalement et surtout avec des intentions de détente beaucoup plus énergiques.

On commence par tout le visage, le cou et la nuque. Relâchement complet, total. Détente parfaite. Les épaules et la descente le long des bras. Comme une vague, comme une onde qui se propage jusqu'au bout des doigts. La relaxation s'infiltre dans le corps. Puis libération du ventre et descente le long des jambes. De nouveau comme une vague, comme une onde qui se propage jusqu'au bout des pieds. Puis on remonte le long du dos qu'on laisse plaqué contre le divan pour revenir par le cuir chevelu sur la région du front et des yeux pour en vérifier l'état de détente (SSS).

Tout le corps peut être envisagé globalement, allongé sur le divan confié à la pesanteur. Tout le corps lourd, agréablement lourd, abandonné à l'attraction de la terre. Sensation de bien-être, de repos total, de détente authentique et profonde (S). Votre organisme libéré de toute tension peut fonctionner beaucoup plus harmonieusement. Toutes les fonctions de votre corps sont normalisées. Votre corps fonctionne en parfaite harmonie. Sensation très douce de bien-être et de calme profond (SSS).

Pour augmenter la qualité de cet état de détente, vous allez porter l'attention, le conscient dans la région du plexus solaire pour y repérer la sensation de chaleur qui émane de votre organisme. On localise facilement cette région du plexus solaire puisque c'est là, juste au-dessus de l'estomac, que l'on éprouve parfois certaines émotions. On va chercher à sentir comme une sensation agréable de chaleur ou imaginer une couleur jaune-orangé qui, à partir du plexus solaire, va envahir progressivement tout le corps (S). C'est comme si l'on avait un petit soleil au niveau du plexus solaire qui rayonne cette chaleur (ou couleur) très douce qui coule vers le ventre, remplit toute la poitrine, se propage dans les bras jusqu'au bout des doigts puis enfin dans les jambes jusqu'au bout des pieds (S). Sensation de chaleur très douce dans tout le corps. Le corps peut être éprouvé comme agréablement chaud. On est confortablement installé dans son corps agréablement chaud.

On parvient maintenant à l'exercice d'aujourd'hui qui consiste à obtenir une relaxation mentale. Pour ce faire on va tout simplement laisser la pensée rejoindre le corps dans cet état de détente privilégié, caractéristique de la relaxation.

Pour y parvenir, on porte l'attention, le conscient, sur la partie supérieure du visage, le cuir chevelu, les tempes et, plus particulièrement, sur le front et les yeux pour se donner des ordres de détente physique dans toute cette région supérieure de la tête.

Le front devient parfaitement lisse, comme la surface d'un lac tout à fait tranquille, tout à fait calme. Et, simultanément, on couple à ces ordres de détente physique des intentions de ralentissement du mental en se laissant penser simplement un peu plus paresseusement, en laissant la pensée devenir un peu plus paresseuse, un peu plus molle… en laissant l'esprit s'engourdir légèrement, tout en restant parfaitement éveillé, parfaitement vigilant, on se laisse aller au bord du sommeil, tout au bord du sommeil.

On se laisse glisser dans une légère torpeur, impression très douce de lenteur qui s'installe au niveau de la pensée, impression de léger flottement, tout en restant parfaitement présent à soi-même, spectateur de cette détente de l'esprit qui rejoint le corps en état de relaxation, en contrôlant toujours la détente permanente du haut du visage.

Pour s'aider dans cette recherche de détente mentale, on peut s'appuyer sur une image évocatrice de lenteur.

Par exemple on peut imaginer un grand fleuve qui s'écoule lentement majestueusement. Autre exemple d'image lente : de gros flocons de neige qui descendent lentement du ciel vers la terre ou encore dans un ciel bleu de printemps un nuage blanc qui passe lentement, ou toute autre image personnelle de votre choix : sentiment de bien-être et de calme.

Dans cet état de tranquillité totale, de calme profond, authentique, de bien-être du corps et de l'esprit, on atteint maintenant la période disponible au cours de laquelle, pendant quelques minutes, en demeurant parfaitement passif et sans faire appel à votre volonté, on va laisser remonter toute image, sensation ou souvenir liés une pensée force : 1/ retrouver la force de l'enfant, associer un souvenir ou une image 2/ la force de l'adolescent + souvenir 3/ la force de l'adulte + souvenir.

Puis après ces quelques minutes vous ressortirez de relaxation selon les consignes habituelles. Je vous laisse en silence sur le rappel de cette pensée force.

Voilà, l'objectif dans ces séances d'entraînement à la relaxation n'est pas de prolonger ces périodes disponibles. Vous pouvez maintenant lors de vos exercices individuels allonger cette période à votre gré suivant l'exercice que vous réalisez et proportionnellement au développement de votre concentration.

L'IDENTITÉ EN RECONSTRUCTION EN CANCÉROLOGIE DIALECTIQUE DES PROCESSUS DE LA MALADIE ET DE LA GUÉRISON

Claudine DENNER

Sophrologue depuis 1993, c'est d'abord à partir de mon expérience du cancer en tant que patiente partenaire et praticienne de plusieurs approches thérapeutiques que je témoignerai ici de la question de l'identité dans les processus de la maladie et de la guérison. Consolidée par ce chemin je considère que la sophrologie que je pratique et partage aujourd'hui s'est enrichie à intégrer les apports de cette expérience. C'est ainsi que je vous propose de cheminer ensemble dans cette dialectique des processus de reconstruction de l'identité qui passera alternativement de l'expérience singulière à celle de l'expérience plurielle et collective.

1 L'identité malmenée

Suis-je une survivante, ce n'est pas la définition qualifiant mon identité d'aujourd'hui et donnée à tous ceux qui résistent à la maladie du cancer. Ce terme fut proposé en 1985 par Michael Mullan[1] pour remplacer celui de victime du cancer et employé

---

[1] Extrait de *La vie deux ans après le diagnostic de cancer*, page.9 DREES – INSERM 2004 : « *Trois phases dans la survie au cancer ont par ailleurs été décrites [Mullan, 1985]. La phase de survie aiguë débute au moment du diagnostic et se déroule pendant l'ensemble du traitement. Durant cette phase, le patient doit survivre à des traitements agressifs et faire face à de violentes émotions liées à la possibilité de mourir de la maladie. Il s'agit de la phase médicale, dominée par le diagnostic et le traitement. La phase dite de survie étendue débute à la fin du traitement, si le patient entre en rémission. Il doit alors faire face aux craintes de rechute de la maladie. Cette phase est également associée à des limitations physiques, conséquences des traitements*

lors de la création de la première Convention nationale des survivants du cancer en 1986. La définition générique étant : « *Personne en vie au moins cinq ans ou plus après ses derniers traitements* ». Si je m'en tiens à celle-ci, il me manque encore deux années pour me dire *survivante*.

Alors qui suis-je pendant cette période et avant cette définition de mon identité ?

L'INCa[2] considère tout individu comme survivant au cancer de la fin des traitements curatif jusqu'à la fin de sa vie. Voilà qui est plus rassurant. J'ai enfin une identité. Je suis quand même une survivante. Quant à moi j'associe ce terme à un mauvais film d'horreur dont les morts-vivants en sont les acteurs. Une représentation plutôt difficile pour aller de l'avant.

Jusqu'en 2014, bien au chaud dans ma profession de sophrologue depuis 25 ans je pensais inconsciemment, voire naïvement, qu'elle me protégerait en me mettant à l'abri de graves soucis de santé. J'avais même la suffisance de penser qu'une longueur d'avance me séparait de toutes les personnes que j'accompagnais. Mon temps se partageait alors entre mon métier de coach consultante RH auprès des entreprises d'une part et de sophrologue au sein d'un cabinet personnel et aussi médical de l'autre.

Je vivais dans le meilleur des mondes possibles en oubliant que la vie est changeante et que rien n'est acquis une fois pour toute.

C'est alors qu'un raz-de-marée est venu jeter par-dessus bord ma vie professionnelle et sociale, ma sécurité économique, en mettant en péril ma vie personnelle, voire ma survie. Une déflagration nommée cancer qui m'a plongée dans une remise en question profonde. Si on s'appuie sur la clinique de l'oncologie, le thème le moins traité est la guérison, et son questionnement même, est assez récent.

---

reçus, mais qui doivent désormais être vécues à la maison, au travail, et non plus à l'hôpital. Enfin, la phase de survie permanente correspond à la période où suffisamment de temps s'est écoulé pour que les risques de rechute soient minimes (généralement cinq ans). » Mullan F., 1985, « Reflections of a cancer physician », New England Journal of Medicin, 313: 270-273

[2] INCa – Institut National du Cancer

Mon oncologue pour me remonter le moral m'a dit en fin de traitement que l'on ne guérissait pas d'un cancer. Dans mon parcours de soin personne n'a même utilisé le terme de rémission. Alors qui suis-je ? Après l'annonce d'un diagnostic à l'issue incertaine, comment passer du côté des vivants ? Comment retrouver la confiance si personne ne m'assure de ma capacité à survivre ? Comment sortir de ce soupçon dont m'accablent les assurances, les banques, le monde du travail, pour leur délivrer une attestation de mon moi, vivant et fiable ?

Pour s'en sortir et « guérir » quand l'on est plus en capacité ou pas encore capable de reprendre une activité sociale et professionnelle, il faut sans cesse donner d'abord des preuves de maladie pour obtenir la moindre aide, ou au contraire les dissimuler pour se reconstruire sa place. C'est le paradoxe du moins et du plus de l'identité.

Personne à l'issue de mon parcours de soin ne m'offre cette attestation de guérison, je vais devoir alors répondre moi-même de ma fiabilité. C'est un exercice difficile et fragilisant parce que je suis régulièrement exposée à des phrases comme :

« ... *Ah dis donc tes cheveux ils ont bien repoussé...* ». Ou encore : « *Dis donc tu as grossi mais cela te va bien !* ».

Quand je suis fatiguée, épuisée, dès que j'ai une douleur, il y a une petite voix qui me dit : et si c'était le cancer qui revenait ?

« *Docteur s'il vous plaît ! Confirmez-moi que je suis guérie* ».

Décidément quand c'est fini, ce n'est pas fini.

La maladie et ses traitements nous dépouillent de toutes nos peaux identitaires. Alors apprendre à se maintenir en vie pendant cette épreuve demande de vraies compétences. Je dirai même que c'est un travail d'équilibriste.

2 Traverser la nuit noire de l'âme

Le 22 décembre 2014 le verdict du diagnostic est arrivé par courrier : *Sarcome de haut grade à cellules fusiformes indifférenciées.* Des mots effrayants qui pour moi ne voulaient rien dire mais qui ont soudain résonné comme un tambour dans la nuit. Ces mots qui tout d'un coup raccourcissent la vie et déchirent l'avenir. Me voici suis devenue une voyageuse sans boussole. Je quitte les berges de ma sécurité pour un paysage aride, solitaire, bien qu'entourée d'une famille aimante. Loin des préoccupations sociales et professionnelles mon lieu de vie devient mon ermitage, ma solitude ma pierre de fondation.

Pendant six mois, prisonnière d'une chambre de l'Institut Curie, toutes les deux semaines je suis attachée durant 4 jours aux tubes des perfusions de la chimiothérapie. La cure commence, elle me soigne et meurtrit aussi mon âme. Sitôt arrivée à l'hôpital, j'ai hâte de retrouver le murmure du vent, le sourire de ceux que j'aime, la chaleur de ma maison.

Chimiothérapie, chirurgie, radiothérapie sont des termes souvent accompagnés de tout un vocabulaire médical qui ne génère pas une représentation très vivifiante, comme l'expriment aussi le vocabulaire médical aux accents guerriers : découper puis analyser sur pièce, bombarder et nettoyer la zone…

Comment accueillir ce corps fragile, amaigri que je ne reconnais pas ? Comment accepter de tout perdre jusqu'à mon image ? Si la médecine me soigne, la brutalité de ses traitements pulvérise à chaque fois le cocon psychique que j'essaie de reconstruire, avec patience, ténacité, résistance. Je ne me reconnais plus. Qui suis-je ?

Prévenir, gérer, contrôler sont des mots de notre société qui tentent de réduire l'être humain à sa maladie. Mais où est donc la personne ? Parfois c'est l'indiscipline qui peut rendre sujet. Il m'est arrivé plusieurs fois de prendre le contrepied des institutions et de passer du côté de la résistance :

« *Non votre protocole ne me convient pas. Il ne me respecte pas, j'ai besoin de davantage de temps entre deux séances de chimiothérapie. Mon corps est si fragilisé.* »

« *Je ne viendrai pas à votre rendez-vous malgré vos injonctions.* »

Ou encore : « *Pourquoi venir m'asseoir dans votre salle d'attente dans cette période de forte contagion de la grippe alors que je suis dans une période de grave aplasie*[3]. *Je ne me*

---

[3] Aplasie (selon l'INCa – Institut National du Cancer) : les chimiothérapies bloquent temporairement l'activité de la moelle osseuse, entraînant une diminution de la production des cellules sanguines. C'est l'aplasie. Une diminution du nombre de globules rouges (anémie) entraine une fatigue, une pâleur. Une diminution du nombre de plaquettes (thrombopénie) entraîne un risque hémorragique. Une diminution du nombre de globules blancs (leucopénie) – en particulier des polynucléaires neutrophiles (neutropénie) ou

soumettrai pas à vos nécessités administratives qui ne respectent pas le bon sens. »

La colère surgit à chaque fois que l'on se sent menacé. Tel un signal d'alerte, elle incite à se défendre dès que le danger se fait sentir. Plutôt que de rester en colère, j'ai compris que je pouvais utiliser cette formidable énergie pour exprimer mes besoins. Je ne voulais pas subir l'intention des autres. J'ai senti que j'avais du pouvoir et que je pouvais l'utiliser pour guérir mon corps et mon esprit. Elle était aussi une chance, elle exprimait mon désir de vivre et de me battre.

2.1 Les images inconscientes du corps

Il m'était difficile d'accepter ces chimiothérapies qui représentaient pour moi un suicide chimique. Je ne savais pas comment changer cet état d'esprit pour faire de ce traitement un mal nécessaire à ma guérison ? Que pouvais-je mettre en place pour accepter et me préparer à traverser l'épreuve de tous ces traitements : chimiothérapie, chirurgie, radiothérapie. Mon corps allait-t-il tenir le coup ?

C'est alors que j'ai suivi la méthode thérapeutique IT (les Images de transformation) co-créée par Marie-Lise Labonté[4] et Nicolas Bornemisza[5]. C'est une méthode d'accueil des images

---

des lymphocytes (lymphopénie) – entraîne une diminution des défenses immunitaires et donc un risque infectieux.

[4] D'après la présentation de l'un de ses ouvrages aux éditions Trédaniel, Marie-Lise Labonté est psychothérapeute, auteur et formatrice. Orthophoniste et audiologue de l'université de Montréal elle fut atteinte d'une maladie incurable. Elle entreprend un travail psychocorporel avec Thérèse Bertherat qui l'accompagne vers la guérison. Elle élabore alors la méthode qu'elle pratique depuis vingt-cinq ans également inspirée de Thérèse Bertherat et de la Bio-énergie de Lowen. En 1980, elle créé une approche psychocorporelle, *l'Approche globale du corps*. Plus tard elle développe la méthode MLC (Méthode de Libération des Cuirasses).

[5] Selon une biographie de France Inter, Nicolas Bornemisza, originaire de Hongrie, a émigré au Canada après la révolte de 1956 et vit désormais à Montréal. Cinéaste et réalisateur pour la télévision, il a en outre été formé à la psychologie analytique à l'institut C.G. Jung de Zurich (Suisse). Il consacre la majeure partie de son temps à l'interprétation des rêves au Québec et en Europe. Adepte de longue date du yoga, il est l'auteur de la méthode du yoga psychologique et co-auteur avec Marie Lise Labonté du livre *Se guérir grâce à ses images intérieures,* paru aux éditions Albin Michel en 2006.

inconscientes du corps que je pratiquais déjà depuis des années en thérapie puis en tant que sophrologue qui est revenue ici au-devant de la scène. Elles sont devenues les nouvelles compagnes de ma guérison.

Dans un premier temps, il s'agit de se mettre en état sophronique pour rencontrer la maladie, pour l'entendre, la ressentir. Communiquer avec ses angoisses de mort, ses peurs peut initier un processus d'apaisement. Ces images deviennent symboles lorsqu'elles s'associent à une expérience, à un éprouvé du corps. Apprendre à dialoguer avec ses images venant des profondeurs, nous conduit progressivement vers un mouvement d'acceptation. Aller des images d'enfermement, de destruction, vers des images de transformation, de projection, voire de guérison. C'est à partir de ces dernières que le sujet construit et écrit un texte appelé *programmé*. Il sera enregistré. Ces images personnelles émanant de ses profondeurs serviront de support à des séances quotidiennes équivalant à la Sophro Acceptation Progressive (SAP).

Elles s'engramment peu à peu dans la mémoire corporelle et le cerveau. Elles sont pour moi une force motrice vers une transformation souhaitée. Certains médecins oublient que les patients possèdent en eux une capacité non négligeable d'aider à leur guérison. Même si la science commence à mettre en évidence la participation des émotions positives à la mobilisation des défenses immunitaires et des mécanismes réparateurs dans les rémissions des cancers, elle accorde plus d'importance à l'amélioration des facteurs environnementaux et nutritionnels[6]. Entre les effets de la chimiothérapie et le pouvoir guérisseur des images de la SAP, je suis devenue ce qu'on appelle dans le jargon

---

[6] « *Nous nous trouvons finalement loin de l'idée toute puissante et dénuée de fondement scientifique que le psychisme influencerait directement l'évolution de la maladie tumorale dans la période de rémission... À l'inverse, les femmes concernées détiennent de nombreux leviers d'action sur lesquels elles peuvent se montrer proactives pour améliorer leur qualité de vie, voire diminuer leur risque de récidive.* » ; citation extraite de l'article de Sylvie Dolbeault (Département interdisciplinaire de soins de support pour le patient en oncologie, institut Curie, Paris. Inserm U669, Paris. Universités Paris-Sud et Paris-Descartes.), « Quel est l'impact des facteurs psychologiques dans la période de rémission d'un cancer du sein ? État des lieux ».

médical une bonne répondante. Un jour peut-être on montrera qu'une partie des différences enregistrées dans les statistiques concernant l'efficacité des traitements réside aussi dans les facteurs psychologiques encore souvent négligés par le corps médical.

3 Se remettre au dessein de soi.

3.1 Être créatif, c'est avoir le sentiment que la vie vaut la peine d'être vécue

Si la médecine soigne c'est le patient qui guérit. Dans cette dialectique du processus de la maladie et de la guérison tout ne va pas toujours mal. Tout ce qu'on est capable de faire en termes de plaisir et de respect de soi potentialise notre énergie de guérison. C'est ce que nous dit Jean-Charles Crombez, psychosomaticien[7]. Convoquer ce qui apporte de la joie est aussi une médecine qui accompagne et entraîne du côté de la guérison. Ces paroles sont soutenues par les recherches récentes en psycho-neuro-immunologie.

Et c'est avec cette philosophie que j'ai choisi de nourrir ma vie plutôt que de la consacrer à lutter contre la maladie.

3.2 Paradoxe : 16m 50 de toile à matelas pour tenir debout

Qu'est-ce qui m'a donné le goût de vivre ? Qu'est-ce qui m'a inspiré ? Répondre à ces questions était devenu essentiel. Ma créativité était restée en jachère depuis plusieurs années. Créer à ce moment-là de ma vie c'était survivre et plus encore vivre. Faire taire cette puissance expressive aurait équivalu à mutiler et faire mourir ma force de vie.

---

[7] *« .../... En position de témoin, en état de fluidité, on interpelle alors, tertio, des « objets », non pour faire sens, mais pour créer des interactions. Les objets sont tout ce qui advient à la conscience : les perceptions externes ou les impressions internes, les sensations corporelles ou les idées. Pour réaliser cela, différents jeux sont proposés : concrétisations, interrogations, intentions. Rien n'est obligé et tout se déroule comme une sorte d'improvisation, à la fois pour le moniteur et pour la personne ou le groupe en apprentissage. »*, Citation extraite de : https://www.approche-echo.net/approche-echo

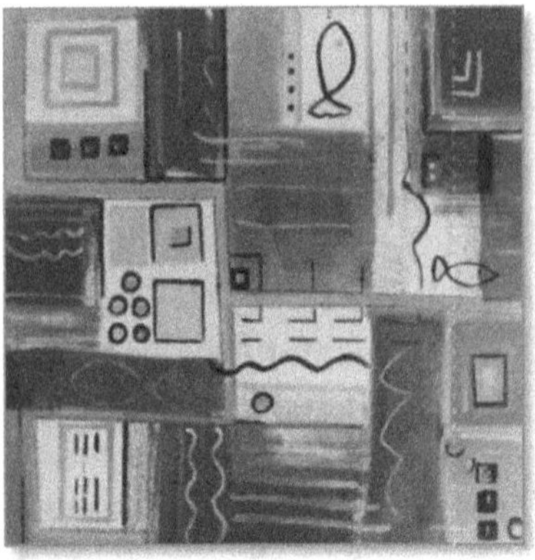

Comment me remettre aux commandes de ce navire qui prenait l'eau ? De ce corps devenu le creuset alchimique d'une série de transformations... Comment transmuter le plomb en or ?

Le cancer est venu laver mes certitudes et délaver mon âme,

La peinture lui a redonné des couleurs.

Il y a 25 ans environ lorsque j'ai démarré la sophrologie un vent de bonne humeur et de créativité avait soufflé sur l'un des premiers groupes que j'animais. Il se retrouvera avec assiduité deux fois par semaine pour le cours de sophrologie et de peinture créative. Je pratiquais déjà de façon personnelle la peinture et le collage. C'est dans cette dynamique que plusieurs organismes de formation me proposèrent d'animer des ateliers de sophrologie, d'art-thérapie, dans un cadre institutionnel accueillant des personnes en désinsertion, exclues du monde du travail. Cette créativité d'alors s'est interrompue peu après mon installation dans la campagne beauceronne.

Dorénavant l'attention portée aux autres depuis tant d'années allait changer de direction pour nourrir les processus de ma guérison.

L'ancien propriétaire de notre maison avait laissé un rouleau de 16m50 de toile à matelas que nous avions conservé. En janvier, 2015 juste avant de débuter la chimiothérapie, je décidai de me mettre à peindre. Mon mari a découpé, entoilé et enduit des châssis qui ont composé les tableaux exprimant la traversée de cette maladie.

21 tableaux racontent aujourd'hui l'histoire de cette épreuve à travers les traitements. Ils ont donné lieu à une exposition itinérante appelée « *Peindre, aimer, aimer guérir* ».

Ainsi, créer n'est pas le synonyme de faire mais avant tout d'être :

« *Je vois qu'il est possible de créer sans même écrire un mot, ni peindre un tableau, simplement en façonnant sa vie intérieure.* »

Etty Hillesum

3.3 La *Téhima* une danse pour la guérison

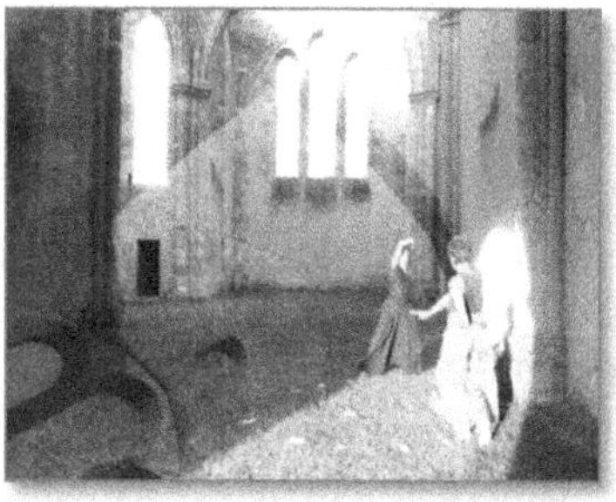

Chacun de mes tableaux porte le nom d'une lettre hébraïque. Chacune d'elle est associée à une symbolique cabalistique. Mettre en chair ces symboles dans une pratique corporelle méditative appelée *Téhima*[8], harmonie en hébreu est devenu ma façon de célébrer la vie dans l'épreuve de la maladie. Cette pratique créée par Tina Bosi, ostéopathe et danseuse, s'est fait chemin à la fois thérapeutique mais aussi physique, psychique, spirituel, énergétique.

Cette méditation dansée ressemble à des haïkus calligraphiés sur le parchemin de mon parcours de vie. Bouger mon corps pour retrouver la joie d'être au monde. Cette gestuelle a nourri mon besoin de mouvement et de relation au spirituel.

Dans cette danse de la vie mon corps respire, s'étire, se réunifie. Les tensions se libèrent. Pratiquée dans la nature ces mouvements flirtent avec le hasard ou les synchronicités des saisons. Me voici bénie sous une pluie de pétales de cerisier ou encore déséquilibrée par une écorce tapie sous le feuillage, honorée par un petit papillon citron qui se pose sur ma hanche. Des signes, des présages, qui allègent mon âme des préoccupations quotidiennes pour me relier à quelque chose de plus grand que moi.

J'ai commencé à enseigner cette pratique auprès de personnes en rémission à la Ligue contre le Cancer de Chartres. J'ai

---

[8] *Téhima* qui signifie harmonie en hébreu est une véritable méditation en mouvement. Une sorte de yoga qui propose 22 salutations de vie correspondant aux lettres de l'alphabet hébraïque. Cet ensemble de postures en mouvement a été créé à partir de sources antiques et médiévales par Tina Bosi.

remarqué qu'en fin de séance le corps des participants était plus fluide, plus détendu. Certaines lettres travaillent en effet les organes.

Si nous prenons par exemple le foie si souvent engorgé par les traitements de la chimiothérapie : la concentration, les étirements, le souffle peuvent aider à libérer la tension des membranes qui empêchent son bon fonctionnement.

3.4 La spiritualité dans le soin

La notion de spiritualité renvoie au rapport intime de chacun à la question philosophique du sens de l'existence. Le cancer peut modérer la spiritualité d'une personne ou au contraire la renforcer. Elle est pour moi une dimension dynamique de la vie humaine qui n'est pas figée dans le temps et qui évolue. La pleine conscience et la *Téhima* m'ont permis d'être et de m'apprivoiser comme j'étais, de me sentir plus vivante, de me connecter à quelque chose de plus grand que moi et peut-être de croire même à l'impossible. La médecine accueille parfois ce terme lorsqu'elle renvoie à la dimension anthropologique qui prend en compte la personne globale. On retrouve le terme de spiritualité dans le cadre des soins palliatifs évoqué dans la charte de Bangkok (2005) qui définit les engagements nécessaires pour la promotion de la santé à l'heure de la mondialisation. L'ANAES (Agence Nationale d'Accréditation et d'Évaluation en Santé) parle de prendre soin de la personne dans ses dimensions physiques, psychiques, sociales et spirituelles dans le cadre de l'accompagnement en fin de vie.

3.5 Faire de sa maladie un métier, devenir patient expert.

C'est avec toutes ces interrogations et par l'intermédiaire d'un ami, Ernest Hänni, que je découvre l'existence de l'Université des patients de la Sorbonne[9]. Sa fondatrice et responsable,

[9] Selon le résumé de l'article de Catherine Tourette-Turgis, *L'université des patients : une reconnaissance institutionnelle des savoirs des malades :* Posant les malades comme producteurs de savoirs mais aussi comme sujets exerçant un certain nombre d'activités au service de leur « *maintien de soi en vie* », l'article montre en quoi la valorisation de ces activités nécessite la création de dispositifs visant à reconnaître à la fois les sujets qui les exercent et les actions qu'ils conduisent. L'Université des patients se propose à la fois de prendre en

Catherine Tourette Turgis, avec le Docteur Gligorof, y proposent un espace accueillant des patients du cancer pour faire quelque chose de l'expérience de la maladie dans le but de transférer les compétences acquises afin de pouvoir en faire bénéficier la collectivité. Elle contribue également à produire des connaissances utiles à la fois dans le champ de la formation, de l'éducation et du soin. En effet le mode relationnel soignant-patient est encore très paternaliste. Cependant le patient sait mieux que personne quels sont ses symptômes et comment il les vit. Partant de cette approche on ne peut mieux soigner et progresser qu'avec lui. Construire un partenariat qui repose sur la reconnaissance réciproque des compétences, du savoir, du vécu de chaque partenaire devient alors un nouvel enjeu. Considérer la prise en charge du patient avec cette complémentarité d'expertise se base sur l'écoute, le dialogue, le respect mutuel, la décision partagée.

Redonner à chacun sa place pour jouer dans la même équipe aide à reconstruire une identité défaite. De ne plus être fusionné à sa maladie mais d'être d'abord une personne qui a une maladie. Se maintenir en vie nécessite de l'inventivité, des stratégies, des postures encore peu décrites dans la littérature portant sur l'expérience de cette maladie. Les compétences des humains acquises dans des situations de grande adversité souffrent d'un manque de valorisation sociale. C'est dans cette réflexion que je m'inscris au Diplôme Universitaire qui prépare à la *Mission d'accompagnement du parcours du patient en cancérologie*. Il s'adresse à des patients et à des professionnels de santé.

La notion de patient partenaire est une réalité émergente dans notre rapport aux soins et à la relation qui lie le soignant et le soigné. Retourner sur les bancs de l'université à mon âge a été pour moi quelque chose de vivifiant. Mon expérience de la maladie s'est faite à la fois singulière et plurielle. C'était un moment de partage, une rencontre émouvante avec des hommes,

---

compte les acquis de l'expérience de la maladie et de répondre aux besoins des malades en termes de formations diplômantes dans le champ de l'éducation et de la formation. Le projet consiste aussi à utiliser l'université comme un espace de protection du patrimoine immatériel constitué par les savoirs d'expérience et d'action acquis par plusieurs générations de malades.
http://www.universitedespatients.org

des femmes de tous âges, tous survivants d'un même naufrage. Que de forces déployées dans ces parcours riches, uniques et courageux. C'est aussi pour moi une prise de distance qui a relativisé mon expérience. Laquelle m'est apparue moins exceptionnelle tout en restant singulière. Elle s'est juxtaposée à celle des autres pour s'y fondre ensuite. Je me suis sentie chanceuse d'être là.

Lors de la première journée du DU, des prises de paroles m'ont laissée perplexe, voire dubitative, comme celle-là :

Béatrice, une étudiante qui avait pu reprendre son travail dit : « *Les gens ne se rendent pas compte que l'on a davantage d'énergie et que l'on travaille plus dur après un cancer* ».

Étant alors physiquement à des kilomètres de cette situation, je me dis alors : « *Avoir de la niaque, oui, mais que faut-il donc encore prouver ? Faut-il encore rassurer son employeur ou ses collaborateurs de son efficacité et de sa rentabilité ? Est-il si nécessaire de traiter aussi durement ce corps alors qu'il est encore épuisé et tant malmené par la maladie et ses traitements ?* ».

À la fin de l'année Béatrice ne pourra plus soutenir un tel discours car elle aura dû interrompre bien souvent son activité professionnelle et les cours du DU. À l'issue du DU elle aura réussi à créer dans son entreprise un nouveau poste lui permettant d'intégrer et d'accompagner les personnes qui sont touchées par une longue maladie.

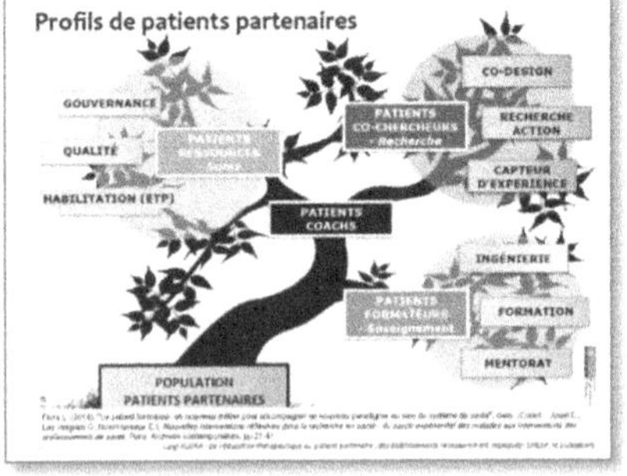

Pendant cette année il a fallu apprendre à composer avec les hauts et les bas de chacun et du groupe. Ce retour à la vie d'étudiante m'a obligé à sortir de ma solitude rurale pour retrouver une dynamique citadine. Il m'a poussée à me repenser dans une expérience riche et collective. Il m'a amenée à porter un nouveau regard sur le champ social et politique comme celui de vouloir développer davantage de démocratie en santé.

C'est durant le temps du stage que je découvre mieux la réalité des soignants dans le centre de coordination du cancer. J'apprends en particulier que L'ARS (Agence Régionale de Santé) a baissé sa dotation à ONCO 28, l'association qui était la seule sur Chartres à proposer jusqu'à 6 séances gratuites de sophrologie en ville aux patients. Cette discipline n'est quasiment plus proposée. Quant à l'hôpital, les infirmières ne font plus relais puisque beaucoup d'entre elles se forment à l'hypnose. C'est ici que la sophrologie devrait aussi prendre toute sa place. En tant que soin de support, pendant la maladie, à l'hôpital ou en ville, elle pourrait soutenir un chemin de mieux-être ou de guérison. Quant au monde rural, j'en témoigne, malgré les intentions affichées du Plan Cancer 2014-2019, il reste ce désert médical où les soins de support n'ont toujours pas de place.

J'ai plus tard le privilège d'assister à une Réunion Pluridisciplinaire de Concertation, la fameuse RCP. Je peux entendre enfin la parole des médecins et des infirmières et regarder de l'autre côté du miroir.

Qui est finalement ce patient partenaire ou patient expert ? C'est une personne qui a vécu la maladie et ses traitements. Elle a pu prendre du recul, conceptualiser à partir de son expérience et bénéficier d'une formation diplômante. Elle peut à ce stade partager son expérience avec un patient « novice » afin de le soutenir. Elle peut construire avec des professionnels une recherche de solution adaptée à des problématiques concernant la santé, le projet de soin ou une recherche de stratégie de santé par exemple. Au bout de ce parcours, j'ai été impressionnée par le chemin de sincérité de mes camarades étudiants. Ce diplôme m'a aidé à me remettre sur pieds, à me réparer. Il m'a redonnée une reconnaissance sociale et une confiance suffisantes pour poursuivre ma route. Il y a eu un avant et un après la maladie.

Un temps qui m'a permis de tisser avec cet entre-deux.

« *L'homme a été créé pour la joie et le malheur tissés finement ensemble.* »

William Blake

4 Le rétablissement comme impensé dans le parcours de soin

« *Selon la Charte d'Ottawa (1986),* l'empowerment, *que l'on peut difficilement traduire en français par le mot rétablissement, est un processus qui confère aux populations le moyen d'exercer un plus grand contrôle sur leur propre santé. Aucune traduction française du mot* empowerment *ne réussit à rendre compte du sens exact de cette notion. Cela se traduit par « pouvoir d'agir » ou « capacité d'agir ». Cette notion* d'empowerment *est associée à un processus de développement et d'application d'un plus grand contrôle ou pouvoir d'agir sur sa vie et par conséquent sur sa santé.*[10] »

En fin de traitements lorsqu'il y a rémission totale, c'est le mot renaissance plutôt que rétablissement qui vient en premier. Les proches les amis recommencent à respirer.

Il faut dire que les aidants sont eux aussi impactés, secoués, emportés dans la tornade. Ouf ! On va enfin pouvoir souffler, reprendre une vie normale. Après un temps de convalescence, le meilleur paraît à venir mais qu'en est-il vraiment après cette épreuve décapante qui génère pour beaucoup une grande précarité ? Que faire d'un narcissisme en péril, dépouillée de moi-même, je me sens effondrée, fragmentée, épuisée. Qui est donc cette inconnue avec qui il faut cohabiter ? Je me regarde comme une étrangère. Comment traverser cette nuit de l'âme ? Comment retrouver la quiétude ? Comment devenir riche de tout ce dénuement ?

Le dernier plan cancer 2014-2019[11] parle de qualité de la vie pendant et après le cancer. Avec le virage ambulatoire[12] et la chronicisation de cette maladie, il y a une forte inégalité territoriale autant au niveau de la prévention que de l'accompagnement durant la durée des soins. Ceux qui habitent dans un désert médical n'ont pas les moyens de se déplacer pour bénéficier des dispositifs mis à disposition pour eux dans les

---

[10] In mémoire de Master 2 RIM – option éducation thérapeutique de Frédérique Ibarrart : « *L'Empowerment…un chemin vers le rétablissement en Santé mentale* »

[11] https://www.e-cancer.fr/Plan-cancer/Plan-cancer-2014-2019-priorites-et-objectifs

[12] https://canceradom.fr/qu-est-ce-que-c-est/

villes voisines. C'est trop loin, trop épuisant, trop cher. À quand l'institutionnalisation d'une médecine centrée sur le patient et l'avènement d'une démocratie sanitaire ?

Il y a tant de questions avec lesquelles il a fallu se démener : la vie, la mort, la peur, la perte, le sens de cette maladie, et maintenant la crainte de la récidive. Cette épée de Damoclès qui vient boucher un horizon tant espéré. Comment se reconstruire alors quand rien n'est prévu pour cela ? Comment relever le défi de l'après cancer pour se préparer à une vie normale qui pourrait assumer cet impensé du rétablissement ?

4.1 La vie 5 ans après

De la même façon qu'il y a aujourd'hui des infirmières d'annonce[13], il est tout aussi impérieux d'intégrer dans le protocole de soins personnalisés un espace pour parler et accompagner le temps du rétablissement. Selon la publication *La vie cinq ans après un diagnostic de cancer* publiée en juin 2018 par l'INCa, nous pouvons observer à cette étape tous les secteurs de vie impactés par la maladie :

« Plus de 3 millions de personnes en France vivent aujourd'hui avec un cancer ou en sont guéris. Les perspectives de guérison et de survie évoluent très favorablement pour nombre de cancers, même si le pronostic demeure encore mauvais pour certaines localisations cancéreuses. Le cancer reste cependant une épreuve difficile tant au plan physique que psychologique avec des répercussions sur la vie personnelle, sociale et professionnelle. »

Quelques chiffres significatifs – en 2018

63,5 % des personnes souffrent de séquelles dues au cancer ou aux traitements.

48,8 % des hommes et **52,6 %** des femmes sont limités dans leur activité physique.

32,5 % des personnes rapportent une dégradation persistante de leur qualité de vie mentale.

---

13 https://www.e-cancer.fr/Professionnels-de-sante/Parcours-de-soins-des-patients/Dispositif-d-annonce/Un-temps-fort-du-parcours-de-soins - source INCA

48,7 % des personnes souffrent d'une fatigue cliniquement significative.

73 % des personnes ont ressenti des douleurs au cours des quinze derniers jours.

La vie professionnelle et la situation financière sont durablement modifiées.

26,3 % des personnes ont vu leurs revenus baisser.

20 % des personnes âgées entre 18 et 54 ans et en emploi au diagnostic ne travaillent plus cinq ans après.

24 % des salariés parmi ceux en emploi au diagnostic ont repris à temps partiel thérapeutique.

La vie intime et personnelle est altérée.

29,1 % des personnes ont été gênées par leur apparence.

35,2 % des personnes se sentent moins attirantes à cause de leur cancer ou des traitements.

42,3 % des personnes jugent que leurs croyances religieuses ou spirituelles sont une source de réconfort depuis leur diagnostic de cancer.

4.2 Le rétablissement : une identité en reconstruction

Selon Catherine Tourette-Turgis : « *La guérison est une transformation et une reconstruction par l'élargissement du moi. Le parcours de guérison complet en cancérologie nécessite un rassemblement des forces du sujet alors qu'il sort épuisé de ses traitements, que son énergie a été consumée, utilisée de manière maximale et parfois folle lors des traitements. Peu de personnes s'intéressent dans l'après cancer à l'émergence de ces conduites à risques, aux risques d'explosion des sujets en vol, aux difficultés et aux obstacles au parcours de rétablissement dans le cancer.* »

Selon un témoignage qu'elle rapporte :

« *Je suis contente de vous revoir docteur, car depuis que vous m'avez annoncé que « c'était fini », eh bien je me suis mise à boire et cela ne va pas du tout. Dans votre salle d'attente je me disais : il n'y a plus personne qui s'occupe de moi !* »

« *Effectivement dans la mesure où l'arrêt des traitements signifie l'arrêt des soins et des consultations, de nombreux patients vivent cette rupture avec l'hôpital comme un syndrome d'abandon. Le cancer est une rupture biographique dans leur histoire, une rupture de continuité… Il y a un avant et un après.* »

Comment restaurer sa capacité à relier des pans de sa vie en un tout cohérent pour se rétablir ? Comment gérer les biens de son patrimoine intérieur ou les constituants de sa personnalité formant l'identité du rétablissement ?

4.3 Rétablissement et créativité : la naissance des cartes de l'être.

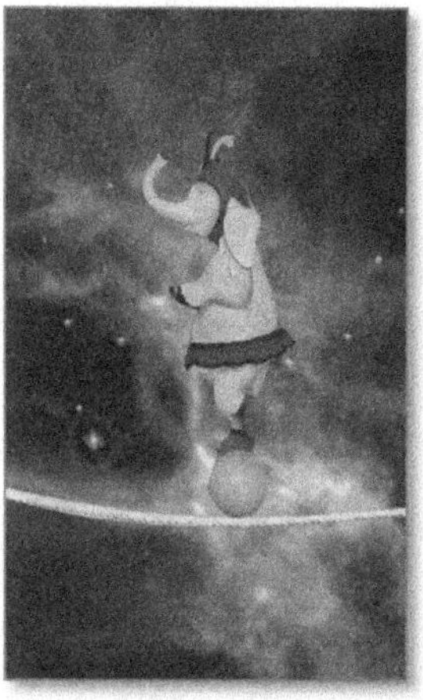

Il est aujourd'hui nécessaire de bénéficier d'un temps pour rassembler toutes les facettes de soi afin qu'elles agissent ensemble. Je pense à la notion du **soi** chez Jung, ce noyau qui rassemble les opposés fragmentés. Comment remettre les intentions du moi au dessein du soi ? Comment aider chacun à laisser advenir une vision plus large grâce à ce qui provient de l'inconscient ?

C'est en 2017 après un stage de *Soul Collage* animé par Alexandra Raffin-Koopman formée à la méthode de Seena Frost, que je décide d'organiser des ateliers à l'attention de patients atteints du cancer ou en rémission à la *Ligue contre le cancer.*

L'adaptation que j'en fais pour ce public et ce que j'y intègre de mes pratiques m'amènent à intituler ce processus *Les cartes de l'être…* Cette pratique de rétablissement permet un remaniement profond des tensions identitaires. En effet, après la mise en pièces par la maladie et ses traitements, chacun tente de recréer ses propres ajustements. Ce travail permet d'opérer de la liaison à la re-liaison pour une reconfiguration plus cohérente de soi. Un dialogue est rendu possible par le pouvoir organisateur du regard qui permet de rassembler le monde extérieur perçu et le monde intérieur éprouvé dans un espace de transition. Un dialogue qui rétablit du lien.

Le matériel est simple : de vieux magazines et leurs images, une paire de ciseaux, de la colle et l'envie de donner une voix d'expression à sa créativité. L'objectif vise à se confectionner une ou plusieurs cartes en élaborant un collage personnel fait des découpages et des élans choisissant ces images. Ces cartes peuvent révéler notre langage intérieur, nous questionner, nous guider, nous porter, nous défier. Chaque carte peut représenter, tantôt un thème proposé ou juste une partie de soi, connue ou non, qui chemine là, souvent incognito et au plus profond de l'être.

Le 6 mars 2018 alors que j'écris mon mémoire de DU de l'Université des patients, je propose le thème du rétablissement par les *cartes de l'être* à un petit groupe de la Ligue contre le cancer de Chartres. Avec leur accord, voici leurs cartes et leurs mots :

Marie 70 ans qui a accompagné son mari jusqu'à son décès s'exprime :

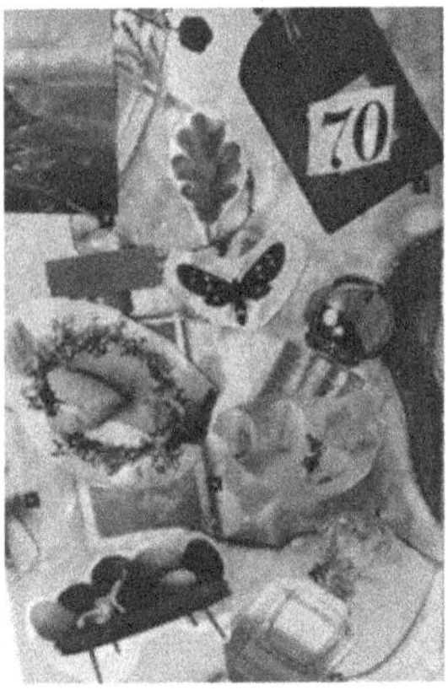

« *Le médecin a même prononcé le mot de guérison à la fin du premier cancer de mon mari. Du coup on était si heureux qu'on est parti en voyage (Sénégal, Seychelles, Cuba). Nous avons eu six mois de bonheur exceptionnel et en février il récidive. On lui découvre des métastases. Si le mot rémission ou rétablissement avait été prononcé, on ne serait pas partis. Nous aurions été beaucoup plus prudents. Ni lui, ni moi n'avons regretté.* »

Cette carte se nomme Zen. Elle exprime son besoin de rondeurs, d'espaces vierges et de repos.

Ginette est en rémission depuis deux ans. Elle parle des conséquences de la chimio orale qu'elle a prises pour un cancer du rectum : « *J'ai perdu 50% de mes capacités auditives. Personne ne m'a prévenu de ce risque.* » Je la sens en colère. Pour elle rétablissement signifie être comme avant. Elle ne peut pas accueillir ce mot alors qu'elle en garde des séquelles psychologiques et physiques. Elle a été pendant un an en mi-temps thérapeutique mais comme elle est encore trop fatiguée on l'a obligée à prendre un statut d'handicapée. Aujourd'hui elle travaille deux jours par semaine.

« *Pour moi c'est comme presser ma tête un peu plus sous l'eau pour me noyer. Ma parole n'a pas été prise en compte, le vécu du malade on s'en fout, on m'a amputé de ma joie de vivre.* »

Elle ne veut pas entendre parler de rétablissement.

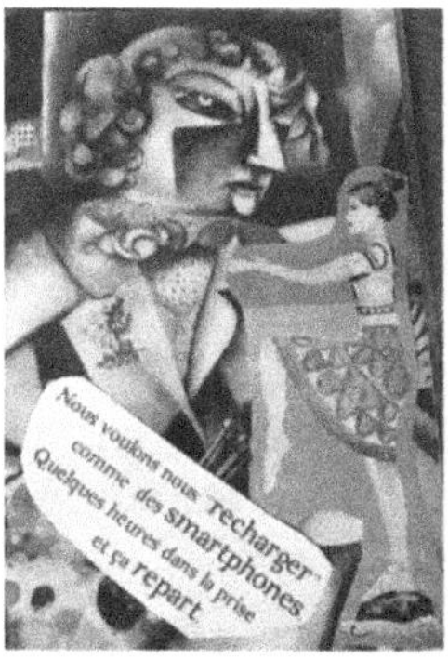
Nous voulons nous recharger
comme des smartphones
Quelques heures dans la prise
et ça repart

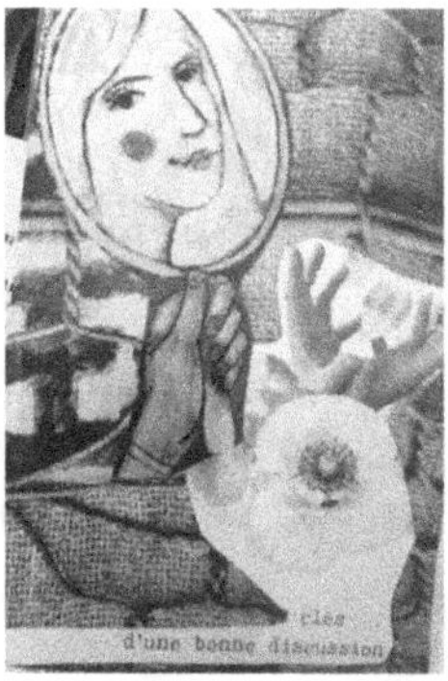
clés
d'une bonne discussion

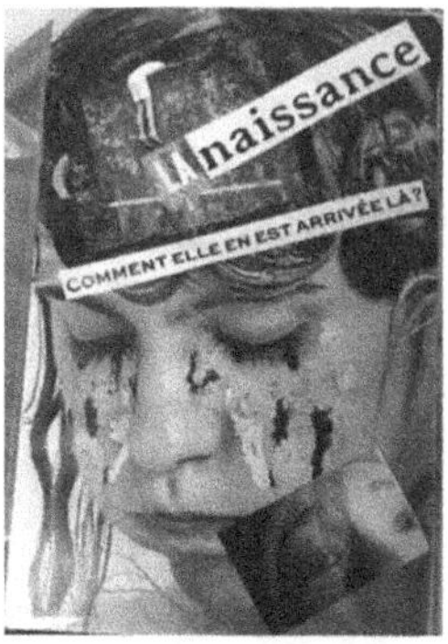

Carte 1 – Ginette

Ici enfin une place possible pour la plainte, il y a une incompréhension des autres : « *On me voit comme un smartphone, il suffit que je me branche pour recharger ma batterie et puis tout doit aller. Je ne suis pas une machine, ça ne se passe pas comme ça* ».

Carte 2 – Ginette

Perte des repères, perte de son mari à la fin de son cancer. Toute sa perspective d'avenir en couple s'est écroulée. Un idéal a disparu. Ginette essaie de donner du ressort à sa vie. Même si parler lui fait du bien, elle reste très tendue, le grillage derrière le miroir illustre cette tension.

Carte 3 – Ginette

Tout en bas de la carte, ce visage triste, épuisé et fatigué la représente. Sa famille doit se dire : « *Comment en est-elle arrivée là ?* » Aujourd'hui, elle tente d'escalader ce mur qui la sépare d'une renaissance. « *Je vais y arriver mais c'est tellement dur* ».

Nadia *ne sait pas très bien quoi en penser, ni quoi faire avec ce mot qui ne représente pas grand-chose pour elle. Elle vient de vivre sa première chimio pour un cancer du sein :*

« *Dans ma tête je suis bien. Je vois mon corps comme un*

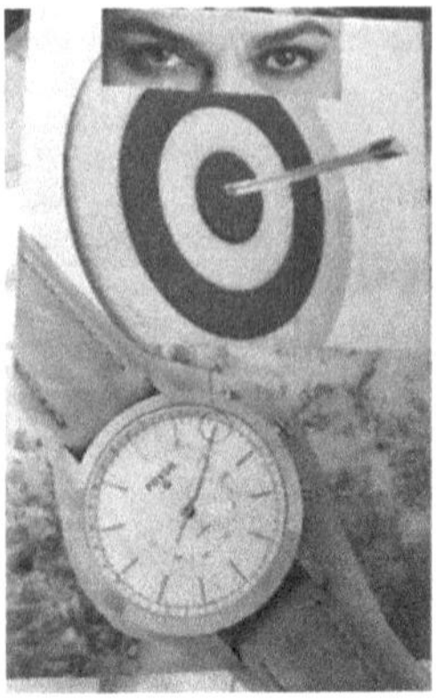

Tanguy que je mets au régime (elle suit un régime cétogène).

C'est comme dans un film, peut-être que ça signifie que je ne l'accepte pas. Je ne sais pas ».

Cette carte illustre sa détermination au combat.

Une course contre la montre

Catherine accueille bien volontiers le terme de rétablissement. Elle est en rémission depuis 2013. Elle a pris du recul. Elle parle plutôt d'acceptation positive. On peut voir ici son chemin de vie.

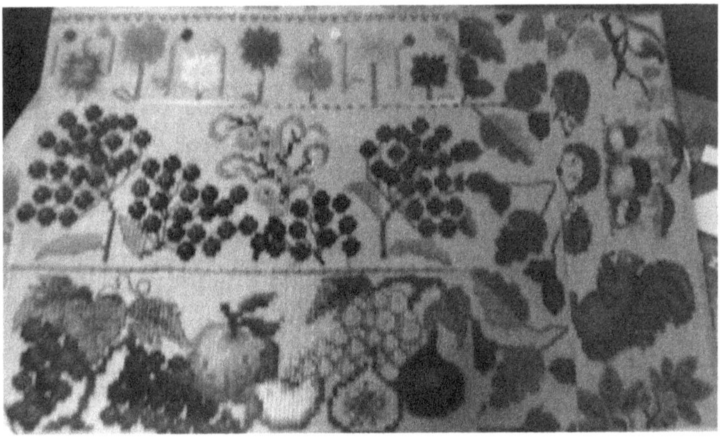

< **En haut** le chemin jusqu'à son rétablissement représenté par les fleurs. C'est le printemps et c'est là qu'elle se situe aujourd'hui.

< **Au centre** c'est sa maladie.

< **En bas,** sa vie avant la maladie.

Cet atelier m'a rendu plus prudente sur l'utilisation de ce mot de *rétablissement* que je pensais important d'intégrer dès le dispositif d'annonce de la maladie. Ce partage avec ces quatre personnes me ramène à l'importance de bien différencier son histoire et ses représentations de celles de l'autre.

À la fin des traitements, on peut être considéré comme partiellement ou complètement rétabli. Je reprendrai ici l'expérience de Ginette (cf. voir plus haut) qui a eu un cancer du rectum. Elle refuse l'expression *rétablissement* qui signifie pour elle le retour à l'état de santé d'avant sa maladie. Elle est déçue et l'expression a perdu sens pour elle. Cette notion est fortement impactée par la vision de ses proches et par la norme sociale. Cependant dans sa première carte elle se sent comme un smartphone dans le regard des autres. C'est simple, il suffit de brancher sa batterie sur le secteur et on se retrouve regonflé. C'est là qu'il y a un paradoxe. Au fond elle se rend bien compte qu'elle ne va pas retrouver un avenir d'avant sa maladie. Pourtant si elle n'est plus malade, elle est nécessairement en bonne santé. Elle devrait être comme avant. Alors dans quel monde peut-elle évoluer ? Celui des bien-portants ? Oui mais elle se sent si épuisée, démoralisée et de plus, elle ne peut plus s'alimenter comme elle le faisait avant. Peut-être celui des malades alors ? Non, elle n'a plus de traitement et elle est en rémission complète. Et pourquoi ne pas essayer le statut d'handicapé ? Ça n'a pas de sens, elle s'est débarrassée de la maladie. Il est vrai qu'elle ne tient pas le rythme au travail bien qu'elle soit en mi-temps thérapeutique. On la pousse à prendre ce statut mais comme elle le dit : c'est comme lui tenir la tête sous l'eau. Si Ginette n'est pas malade, elle souffre, elle n'est pas non plus en bonne santé et son état de guérie est finalement indicible.

4.4 Rétablissement : l'instauration d'une nouvelle norme.

La guérison ne peut pas être associée à la normalité. Cependant le rétablissement englobe une idée de transformation. Un équilibre négocié avec soi-même et avec son environnement proche ou social. Cette rupture biographique impose une nouvelle organisation de la vie au quotidien. Il est intéressant de se pencher sur l'origine de ce terme comme l'envisage Louis Joseph[14] :

Notons tout d'abord que le rétablissement est aussi une traduction du terme anglo-saxon « recovery *» (du verbe anglais* to recover*), lui-même provenant du français « recouvrer ». Recouvrer, c'est récupérer, rentrer en possession de ce que l'on avait perdu. Se pose ainsi la question de l'objet de cette reconquête : la santé certes, mais sous quels aspects ? S'agit-il d'une récupération de son état antérieur à l'apparition de la maladie ? D'une reconquête de sa vitalité, de son identité, de son statut social ou professionnel ? Ainsi, comprendre de quoi l'on se rétablit nécessite, avant toute chose, de mieux discerner ce que l'on a prioritairement et fondamentalement perdu.*

Ici l'identité et le rétablissement sont intimement mêlés. Voici un passage de mes carnets lors de ma maladie :

Le crabe s'est installé sur ma joue. Me confronter à l'opération ou gravir l'Everest est pour moi comparable. Que restera-il de mon image ? Visage découpé, déchiqueté, paralysé, mutilé.

Comment exercer encore un métier qui me demande d'aller à la rencontre de l'autre ?

Comment apprendre à aimer les parties de moi les plus désespérées ?

Comment apprendre à perdre et retrouver le chemin de ma cohésion intérieure ?

Un peu plus loin dans mon carnet, pendant tout le temps de la radiothérapie où je n'arrive plus à peindre :

Alors que le crabe n'est plus, c'est l'ultime épreuve pour éviter le plus possible la récidive. Mais j'ai perdu le goût de la vie, le goût des aliments. Mon narcissisme est en péril, muet, épuisement, sécheresse buccale. Anorexique, je me force à manger, je me force à vivre…

Si la maladie et ses traitements nous couchent, se rétablir c'est donc se remettre debout, retrouver une stabilité, un nouvel équilibre malgré la perte de socialisation, d'emploi, d'amis, et les douleurs physiques. Chuter puis recouvrir une dynamique de

---

[14] Article de Louis Joseph : « *On peut dire que je suis rétabli non ?* », in Dossier rétablissement et psychose. Santé mentale 2012 : 66 : 17-22.

réajustement pour se relever avant de chuter encore. Le rétablissement n'est-il pas une reconquête de ce processus qui permet de recréer de nouvelles conditions d'existence ? Il pose la question du sens, d'un rapport au monde et à soi, différent.

Le post-traitement représente une période d'instabilité psychique. C'est une confrontation à sa vulnérabilité. C'est souvent un moment où se pose la question du sens de cette maladie pour reprendre en main les rênes de sa vie mais aussi pour contrer un sentiment d'impuissance, de désespoir. Se pose alors la question de devenir plus proactif pour mieux gérer son devenir et en particulier d'éviter le risque d'une récidive.

Cette anxiété diminue la qualité de vie.

5 Pour conclure

La sophrologie permet d'entrer dans notre intériorité et dans l'éprouvé de notre corps pour nous accompagner dans un processus vital vers une meilleure qualité de vie. Elle m'a ainsi aidé à lutter contre les insomnies et le stress, à mieux vivre les traitements, à atténuer la douleur et les nausées. Là, dans le silence du *terpnos logos* certaines images sont devenues mes compagnes. Je pense à deux images fortes lors de la chimiothérapie : Je voyais l'arbre de mon système immunitaire, je le ressentais comme fort, vigoureux et lumineux ou encore j'avais la sensation d'être sur un ring, je ne voyais que mes gants de boxe d'un rouge intense et je ressentais la force de mon corps.

Ces images se sont faites symbole d'encouragement de mon énergie corporelle à me battre. Lors des séances de radiothérapie je sentais la présence proche et paisible d'un chien loup couché à mes côtés. J'entendais sa respiration régulière et paisible. Il veillait sur moi et me donnait un sentiment de sécurité.

Pour les psycho-neuro-immunologistes le cerveau ne fait pas la différence entre la réalité et l'imaginaire ; quand les images ont une charge émotionnelle, elles vont influencer notre système endocrinien. Dans notre quête du rétablissement, elles peuvent soutenir un chemin vers la guérison.

La sophrologie nous met au présent de notre corps et de notre être. Généreuse, elle est venue accueillir et irriguer progressivement d'autres disciplines comme la peinture, la danse, le collage. Elle n'est plus pour moi seulement une pratique parmi d'autres. Elle est devenue une seconde nature, un art de vivre et d'être.

Hilary Thomas, sociologue anglaise, propose d'analyser la guérison ou le rétablissement comme un processus social similaire à celui d'une sortie d'épreuve, que celle-ci soit la maladie, le chômage, le divorce, la prison. Postulant que toute épreuve contribue à transformer l'individu, il ne peut y avoir de restitution à l'identique de l'individu tel qu'avant l'épreuve. Ce postulat ouvre une brèche dans le paradigme du normal et du pathologique. Ce qui pour moi signifie que les soins ne sont pas uniquement portés ***sur*** la maladie mais aussi ***par*** l'individu. Le patient devient non seulement partenaire de soin mais aussi responsable de son rétablissement.

S'interroger sur le sens collectif de cette maladie est de la responsabilité de tous et de nos choix de vie. Elle nous invite à sortir des recettes toutes prêtes à l'emploi et met à mal notre toute puissance. Le vide existentiel laissé par la maladie peut prendre plusieurs aspects. Viktor Frankl, neurologue et psychiatre qui a survécu aux camps de concentration, nous explique que ceux qui paraissaient les plus fragiles résistaient beaucoup plus longtemps que les plus robustes. Face à l'absurde, les plus faibles avaient développé une vie intérieure qui leur laissait une place pour garder l'espoir et questionner le sens. C'est bien aussi à cela que nous invite la sophrologie.

Dans notre monde moderne la recherche d'un sens de la vie est souvent remplacée par la recherche du pouvoir, incluant dans sa forme primitive celle de gagner toujours plus d'argent. Viktor Frankl propose plusieurs portes de sorties à celui qui lutte contre le vide existentiel : l'art, l'humour qui est une formidable parade contre le désespoir mais en premier lieu l'amour qui est le véritable lien qui nous unit aux autres. C'est un déterminant majeur dans notre maintien en vie et dans celui de notre devenir. C'est celui auquel je crois. La maladie embarque les proches dans le même bateau que celui qui est touché. C'est pourquoi je me sens pleine de gratitude envers Charlet Denner, mon mari, mon fils Théo, et mes amis, qui ont tissé un filet de tendresse et de protection qui m'a soutenu tout au long de ce passage difficile.

Nous sommes ainsi tous concernés dans cette épreuve de la vulnérabilité. Chacun de nous vit un jour ou l'autre un passage difficile qui laisse en lui des traces ou des empreintes corporelles, psychiques ou mentales. C'est le mouvement de la vie.

Pour terminer cette réflexion, on peut dire que la notion de rétablissement ou de reconstruction de l'identité, qui est loin d'être simple, ne peut être associée à un état considéré comme la normalité. Avec la chronicité de cette maladie ce terme se relie difficilement à la guérison. Comment l'aborder sans parler du travail du deuil qui est aussi un processus nécessaire pour avancer vers le rétablissement ? Deuil de la personne que j'étais avant, deuil du traumatisme laissé par la maladie, et pourquoi pas aussi, deuil du deuil. Le cancer nous concerne tous. En effet il n'y a pas que l'individu qui est malade, notre société l'est aussi. Cette maladie nous parle de notre modernité. Comment peut-on parler de rétablissement sans aborder la prévention ? D'un côté nous déployons tous nos efforts pour trouver des moyens de nous battre contre cette maladie et de l'autre nous faisons assez peu pour en conjurer les causes à notre portée. En effet, comment assumer notre part de responsabilité dans les processus qui les créent ? Je pense à la pollution de notre environnement : l'air, l'eau, les pesticides, le nucléaire, qui entretiennent des pathologies connues et en engendrent avec leurs cocktails, de nouvelles, encore inconnues.

Le Cancer doit être considéré comme un risque social à part entière. En France la fréquence de l'apparition du cancer a plus que doublée depuis 1980 et elle ne cesse d'augmenter. De la « *maladie à subir* » ne serait-il pas mieux de passer à « *la maladie à prévenir* » ? Comment apprendre ensemble à nous poser les bonnes questions pour retrouver le chemin d'un cercle vertueux ? S'interroger sur le sens collectif de cette maladie est de la responsabilité de tous et de nos choix de vie. Elle nous propose d'ouvrir ensemble la voie du bon sens et nous pousse à penser notre place de sophrologue dans ce moment de reconstruction de l'identité.

« *Ils ne savaient pas que c'était impossible, alors ils l'ont fait.* »

Mark Twain

***Le temps qui reste* de Serge Reggiani**

Je l'aime tant le temps qui reste…
Je veux rire, courir, pleurer, parler
Et voir, et croire
Et boire, danser
Crier, manger nager, bondir, désobéir
J'ai pas fini, j'ai pas fini
Voler, chanter, partir, repartir
Souffrir, aimer
Je l'aime tant le temps qui reste
Quand j'y pense, mon cœur bat si fort
Mon pays c'est la vie
Combien de temps…
Combien

LES CAS-LIMITES OU L'IDENTITÉ IMPOSSIBLE

Michèle DECLERCK

J'ai toujours aimé les cas difficiles :

C'est sans doute la raison pour laquelle depuis une dizaine d'années, et à partir de l'expérience d'un seul patient, je me suis livrée à une sorte de périple à travers l'impossibilité de guérir et le refus d'abandonner.

Il s'agit donc de ce qu'on appelle les « états-limites », appellation que pour ma part je préfère à celle de *borderlines* où l'on a tendance à rassembler tout ce qu'on ne sait pas où mettre ailleurs.

Les états-limites constituent bien une pathologie à part entière, représentant, à côté des névroses et des psychoses, ce qu'on appelle « les troubles graves de la personnalité » – ce qui nous situe d'emblée au cœur du sujet.

À vrai dire, ils correspondent à un véritable trouble dans la psychopathologie classique et en particulier la psychopathologie d'inspiration freudienne dominée par cette conviction que tout ce qui était névrose ne pouvait pas être psychose, et vice-versa. On se rappelle l'image, évoquée par Freud, du « *cristal de roche* » qui ne peut se rompre que d'une façon telle qu'il laisse d'un côté la névrose, de l'autre la psychose, de sorte qu'il n'y a pas de passage possible de l'une à l'autre – ce à quoi les cas-limites vont infliger leur démenti, puisque présentant des traits appartenant à l'une ou à l'autre de ces pathologies.

Nous allons donc voir dans un premier temps :

- les symptômes qui caractérisent cette pathologie
- l'interprétation qu'on a pu en donner
- en quoi ils affectent la notion même d'identité
- et l'impuissance des approches thérapeutiques traditionnelles à leur égard.

Dans un deuxième temps, nous évoquerons les possibilités que les neurosciences peuvent nous offrir, encore qu'elles ne soient encore qu'à l'état d'ébauche.

1re partie : l'état des lieux

I) Reconnaître un cas-limite

Ce qui caractérise un cas-limite, en termes de « structure », c'est un Moi « troué » :

UN MOI « TROUE » ou encore « lacunaire »

qui n'est ni psychotique : il y a quelque chose de l'ordre du Moi

ni névrotique du fait du non-accès à l'Œdipe

et donc à la relation d'objet

D'où, en termes de symptômes :

Perturbation de l'identité et de l'image de soi

Instabilité de l'humeur (colères intenses et inappropriées)

Impulsivité dans des domaines dommageables

et répétition des conduites d'échec (notamment familiales et professionnelles)

le point-clé étant l'incapacité de relations personnelles cohérentes avec une position qui oscille entre victime et persécuteur :

Au total, « des sujets qui se vivent comme marqués par le malheur » et passent leur existence à justifier cette conviction : « Je suis tout seul ».

En fait, c'est l'absence d'objet qui justifie cette idée d'abandon : l'autre n'existe pas, et donc le sujet non plus.

Ce sont donc les fonctions relationnelles = vitales du Moi (à la différence du Moi-leurre) qui sont atteintes :

- la gestion des pulsions
- la médiation avec le monde extérieur : inaptitude à évaluer les autres et à se mettre à leur place
- la tâche de donner un sens à sa vie et à ses activités, faute d'anticiper le résultat de ses décisions. D'où la notion d'« *infirmité sociale* » alors que les fonctions cognitives peuvent rester plus ou moins intactes.

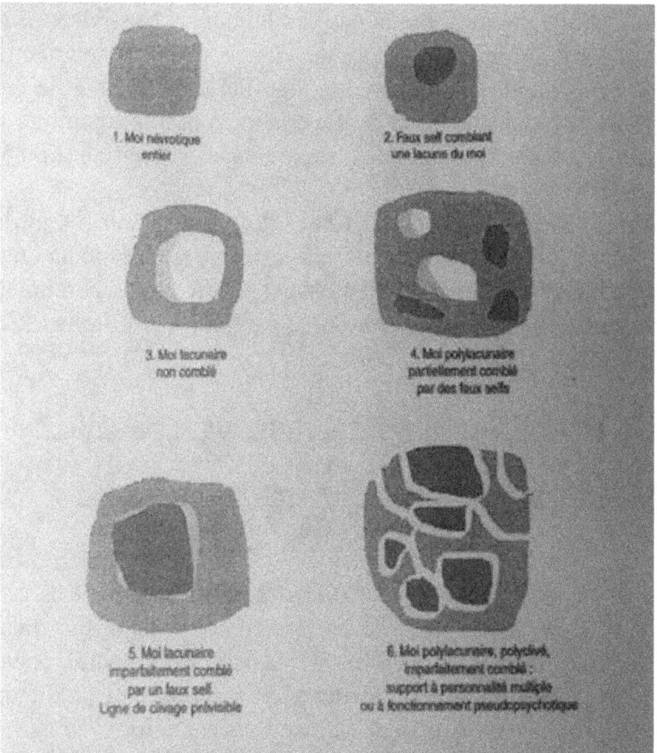

Figure 1. Quelques modèles du moi

Image : le Moi lacunaire

II) L'interprétation de Bergeret ou le « *double traumatisme* »

Un premier traumatisme « désorganisateur » précoce entre les 2 ans de l'enfant et le début de la phase de résolution du complexe d'Œdipe, donc clairement psychogène et psychosomatique induit par l'entourage et le contexte qui emporte un risque de morcellement du Moi.

En particulier, échec d'incorporation d'une figure maternelle qui comporte nécessairement 2 composantes :

- une composante à connotation positive : la « suffisante » bonne mère

- et une composante négative : la mère « frustrante ».

D'où des symptômes analogues à ceux de l'« hospitalisme », y compris dans la dimension de « débilité affective » et le début de constitution d'un « faux Self » destiné à la fois à combler une lacune et à relier entre eux des fragments non congruents du Moi morcelé.

Un deuxième traumatisme désorganisateur « tardif » intervenant entre la puberté et l'adolescence (voire même un peu plus tard) et qui permet d'envisager l'état-limite comme une adolescence interminable consacrée à explorer ses limites…

III) Quid d'une approche thérapeutique classique ?

- La psychothérapie d'inspiration analytique se révèle pratiquement inabordable du fait :
    - de l'incapacité du sujet à vivre un véritable transfert sauf sous l'aspect d'un transfert massif où la haine côtoie l'extrême dépendance, l'analyste faisant fonction d'un Moi de substitution, tantôt sous la forme d'un Idéal du Moi inabordable, tantôt d'un Surmoi insupportable, en tous cas impraticable,
    - de la difficulté de l'analyste de maîtriser son propre contre-transfert par rapport à un patient aussi imprévisible (parce que trop prévisible) que décourageant.

- L'approche comportementaliste est également vouée à l'échec compte tenu de l'incapacité du patient à tirer la leçon des expériences vécues *ainsi que nous l'enseignera la vie professionnelle de Manuel ou les tribulations d'un chômeur de longue durée.*

- Les thérapies narratives se heurtent à la même incapacité du sujet à fournir un récit cohérent de son passé, que ce soit du point de vue de son histoire vécue et plus ou moins reconstituée que des impressions qui ont pu l'accompagner.

Pour les mêmes raisons, on a peu à attendre de processus de résilience éventuels, à la manière de B. Cyrulnik.

Pour notre cas-limite : *« J'ai vécu ce que j'ai dit que j'ai vécu ».*

Dès lors, on peut se rendre compte du sentiment d'impuissance du thérapeute devant ces cas « intraitables » dont l'industrie pharmaceutique elle-même se désintéresse, faute de médications appropriées.

2e partie : de nouvelles pistes ?

I) Les intrigues du cerveau ou le syndrome frontal

Ici, le personnage central est celui du neurologue Antonio R. Damasio, l'un des pionniers des neurosciences, auteur d'un certain nombre d'ouvrages dont le premier, *L'erreur de Descartes* devait révolutionner l'image que nous nous faisions du fonctionnement cérébral.

L'Histoire de Phileas Page (pour ceux qui ne la connaîtraient pas encore...)

Nous sommes en 1848... en pleine construction des voies ferrées américaines.

Le chef de chantier Phileas Cage reçoit en pleine tête, à la suite d'une explosion, une barre de fer de six kilos.

Premier miracle : il s'en rétablit, recouvrant même la capacité de ses fonctions cognitives.

Par contre, on observe un changement radical de sa personnalité : *« Cage n'est plus dans Cage »,* le trait le plus évident étant le manque de sociabilité, l'incapacité de nouer des relations profitables et surtout l'incapacité de se projeter dans sa vie future… ce qu'on appellera le syndrome frontal.

Deux siècles se passent pendant lesquels les neurologues américains se sont penchés sur le crâne de Phileas – qu'on a extrait de sa tombe – pour comprendre ce qui s'est passé.

Le verdict arrive : soit la preuve scientifique qu'il y a bien un lien entre une lésion du cortex frontal, donc une zone réputée intervenir essentiellement dans la perception et la transmission des sentiments et les troubles du comportement social du sujet (indépendamment de toute autre déficience).

II) Transposition aux « états-limites »

Cette observation peut-elle être transposée aux « états-limites » d'autant que – comme dans le cas de Phileas Cage – l'infirmité sociale se limite aux cas où c'est la vie même du sujet qui est en cause, alors que subsiste la capacité théorique de résoudre le même type de problèmes.

D'où une seconde hypothèse, développée par Damasio, l'auteur de *L'erreur de Descartes* : ce n'est pas seulement « *je pense, donc je suis* » mais « *Je sens, donc je suis* ».

La connexion entre non seulement les différentes aires cérébrales mais le fonctionnement même de l'organisme tout entier fait que celui-ci se trouve tributaire de tout ce qui peut se passer en un point quelconque du système nerveux tout entier, et au-delà.

C'est en quelque sorte la preuve de l'intrication entre le corps et l'esprit.

D'où un certain nombre de questionnements :

1) À propos du syndrome frontal

Compte tenu de ce que nous avons vu : de la très grande proximité des symptômes enregistrés à la suite d'une lésion du lobe frontal (dans le cas d'une chute, par ex.) avec les symptômes caractéristiques des états-limites, est-il possible d'extrapoler de l'un à l'autre.

Autrement dit, peut-on observer des syndromes frontaux en dehors de lésions avérées ?

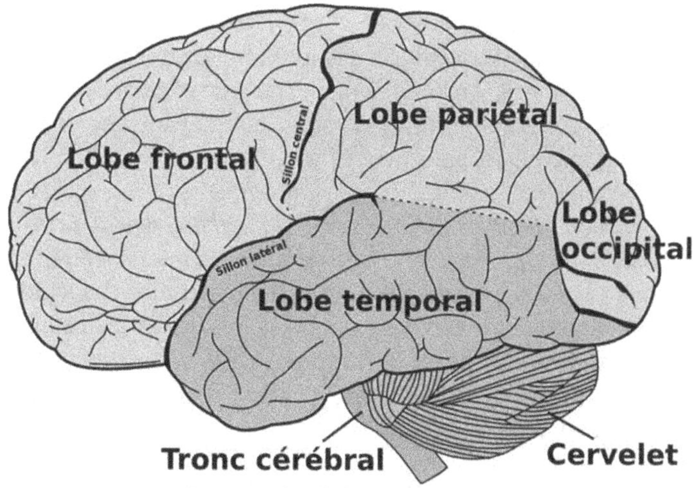

Image : les lobes du cerveau

La question mérite d'être posée. Elle l'a été par Damasio lui-même, à propos du « cas d'Elliot », un successeur de Phileas Page dans cette longue histoire du syndrome frontal : est-ce qu'il ne pourrait pas y avoir d'autres causes que médicales ou traumatiques à ce syndrome frontal : génétiques ou psychosociales ?

C'est ce que laisse entendre Damasio lui-même, page 42 de *L'erreur de Descartes* : « *Pour certains, c'est la conséquence de lésions cérébrales engendrées par des tumeurs ou des blessures à la tête ou d'autres maladies neurologiques. Cependant, chez d'autres, il n'existe pas de trouble neurologique évident, et pourtant, ils se comportent comme Cage pour des raisons qui relèvent soit de leur système nerveux, soit de la société dans laquelle ils sont nés.* »

2) **<u>À propos des marqueurs somatiques</u>**

C'est peut-être, en ce qui nous concerne, le point le plus intéressant de la théorie, dans la mesure où il permet de rendre compte de ce qui constitue l'infirmité principale observée dans le comportement des cas-limites, à savoir leur incapacité d'anticipation.

Et Damasio de montrer que l'infirmité des cas-limites, dans leur conduite sociale, résulte de l'impossibilité où ils sont de tenir compte de ces « *signaux* » que nos expériences passées auraient dû inscrire dans notre corps, de sorte que devant une prise de décision quelconque, nous avons l'intuition « *qu'il faut y aller* », ou pas : ce qu'on appelle « *la peur au ventre* ».

Rien ne prévient en quelque sorte Manuel que devant la même situation, il court les mêmes risques, voire les mêmes chances...

Nous avons là en quelque sorte la démonstration évidente de la profonde unité que constitue notre organisme, en même temps qu'une *certaine justification des fondements de la sophrologie.* Pour autant, la question reste entière : peut-on soigner et comment soigner ?

3) La plasticité cérébrale

C'est ici qu'intervient la notion de plasticité cérébrale, dont on peut dire qu'elle constitue l'un des apports les plus importants que nous ont donnés les neurosciences.

Le mérite en revient à Santiago Ramon Y Casal, prix Nobel de médecine en 1904, à partir de cette découverte fondamentale que le cerveau, loin de constituer un réseau continu, était composé de cellules disjointes, les neurones, susceptibles de communiquer entre elles par des prolongements appelés axones ou dendrites selon leur direction.

C'est dès lors le point de rencontre entre l'axone d'un neurone donné et la dendrite du neurone suivant, appelé synapse qui devait retenir toute notre attention, car c'est d'elle que va dépendre la direction de l'influx nerveux, cette action étant renforcée par l'intervention à cet endroit de neurotransmetteurs chimiques, tels que l'acétylcholine, la dopamine ou la sérotonine qui vont en modérer ou en accentuer les effets.

C'est donc à ce niveau que l'on va pouvoir parler de plasticité synaptique, et au-delà, de plasticité cérébrale, dans la mesure où il y a là une zone d'indétermination avec ce qu'elle peut comporter de possibilité d'apprentissage.

On conçoit dès lors les espoirs qu'a pu faire naître cette plasticité cérébrale : possibilité de réparer un déficit d'une aire cérébrale sur une autre, de transférer un potentiel d'un hémisphère sur un autre, de remettre en circuit des neurones « endormis »...

...si ce n'est qu'on s'est aperçu que cette plasticité cérébrale avait des limites : que tel apprentissage qui n'avait pas été acquis dans la petite enfance, comme celui de la lecture ou d'une nouvelle langue étrangère ne pouvait être réparé que pendant un certain laps de temps.

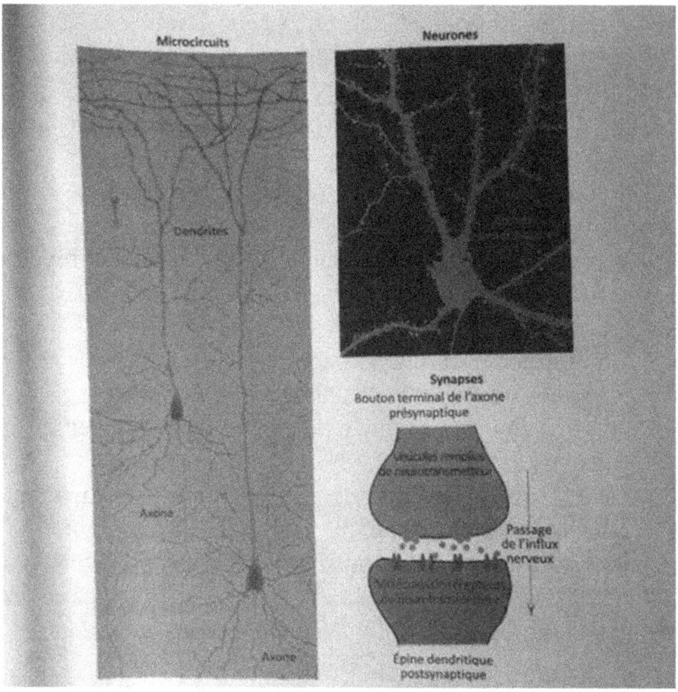

Image : neurones et synapses

C'est la notion de « *périodes sensibles* » : en particulier, pour le sujet qui nous occupe, le signe que le fonctionnement de l'aire frontale, avec ce qu'il comporte de possibilité d'anticipation et de prise de décision ne pouvait guère être récupéré que dans une période qui se situe autour de l'adolescence.

4) Au-delà, quel rapport avec la notion d'identité ?

Il est clair que l'ambition des chercheurs ne pouvait pas s'arrêter là. Au-delà de telle ou telle faculté particulière, c'est la notion même de conscience qui va se trouver interpellée par les neurosciences.

Ce sera en particulier la préoccupation de Damasio qui va nous proposer une distinction entre la « *conscience-noyau* », sorte de constat instantané, et la « *conscience-étendue* » qui, introduisant la notion de temps, va nous amener au « *soi autobiographique* », autrement dit à la conscience de Soi.

5) En parallèle, il semble bien que nous ayons fait un rêve :

« *We have a dream* », pour reprendre les mots de Martin Luther King :

- le rêve que les neurones endormis pourraient se réveiller,
- qu'une zone du cerveau pourrait prendre la relève de la zone endommagée,
- qu'un talent ou une passion pourrait sauver des enfants autistes ou infirmes de naissance,
- qu'un environnement résilient pouvait compenser une détresse initiale,
- voire que l'intelligence artificielle serait capable de compenser nos limites…

Mais il ne s'agit pas de nous bercer d'illusions. Nous avons mis du temps pour en arriver là parce qu'on n'apprend pas à vivre à tout âge et qu'il faut compter avec « *le roc du biologique* »

3e partie : l'heure des bilans

- Sur le plan personnel tout d'abord, donc de notre expérience de thérapeute

Il est clair qu'on peut conclure à l'histoire d'un échec : 10 ans d'entêtement thérapeutique nous ont amenés à une dégringolade totale dans le vécu en même temps qu'à une contrefaçon du rôle du transfert.

Didier Bourgeois nous avait prévenus à mi-mots :

« Comprendre et soigner » : il n'était pas question de « guérir »

Pourquoi ça ne pouvait pas marcher ?

- le roc du biologique,

- incapacité de passer de la conscience-noyau à la conscience-étendue,

- impuissance des marqueurs biologiques à jouer leur rôle d'alerte,

- la résistance de l'inconscient psychique vécu essentiellement comme victimaire entre la névrose d'abandon et la tentation paranoïaque.

- Sur le plan global

Nous pouvons nous référer à ce que nous en disait Freud à son époque, malgré toute sa confiance dans les avancées de la biologie : comment essayer de s'exprimer en termes de conclusions, alors que les premières découvertes des neurosciences ne remontent qu'à 2 siècles d'ici et que nous n'en sommes qu'aux balbutiements en termes d'applications ?

Dès lors, plutôt qu'en termes d'objectifs, nous parlerons en termes d'espoirs, et ce sera déjà considérable.

Premier espoir : la prévention

Comme presque toujours dans ces observations, c'est le domaine de la prévention qui en bénéficie en premier.

Ainsi, s'agissant des cas-limites, il est clair que la nouvelle attention apportée à la petite enfance, en particulier dans les quartiers défavorisés et auprès de populations à risques, constitue une première mesure d'urgence : ce n'est pas faire preuve de racisme primaire que de reconnaître que c'est dans ce genre de milieux où la déshérence affective est la plus fréquente que menace d'intervenir ce « *premier désorganisateur précoce* » qui constitue le premier facteur de prédisposition.

Deuxième espoir : l'éducation

Dans la mesure où précisément, elle est en train de s'inspirer des apports des neurosciences, notamment en ce qui concerne les périodes sensibles et la plasticité cérébrale pour un type d'apprentissage qui vise non pas à construire un élève au sens classique du terme, mais un enfant plus actif, plus autonome et capable de trouver sa place dans la société en fonction de ses propres dispositions.

Je ne peux que conseiller à cet égard l'ouvrage qui s'appelle précisément *Apprendre*, de Stanislas Dehaene, professeur au Collège de France et président du Conseil Scientifique de l'Éducation Nationale qui représente sans doute la tendance la plus intéressante de ce qu'on appelle aujourd'hui « *l'école inclusive* » et dont on a parfois fait une caricature.

Il ne s'agit pas de mettre tous les enfants au même niveau dans toutes les disciplines et quelles que soient leurs défaillances initiales, mais de considérer que, chacun à sa place avec son propre talent et ses insuffisances, peut être détenteur d'un talent potentiel.

Peut-être qu'il apprendra à lire, à écrire ou à compter moins vite que les autres, mais aussi qu'il fera preuve dans le domaine sportif, artistique ou manuel de capacités qu'on pourra lui envier.

Ce qui suppose peut-être aussi d'autres types d'enseignants, plus ouverts, moins standardisés.

Troisième niveau : la thérapie

C'est peut-être et comme toujours l'application la plus difficile.

D'abord parce qu'elle concerne une période où l'on peut considérer que « *les jeux sont faits* », que la plasticité cérébrale est réduite, et la pression sociale déterminante.

J'ai évoqué dès le départ la difficulté que nous avons, nous autres thérapeutes, à réparer en quelque sorte « l'irréparable ».

Comme toujours, il y a un décalage considérable entre les avancées théoriques et les conséquences qu'on peut en tirer sur le plan pratique, ce qu'en disait Freud à son époque, et ici plus précisément, une distance entre les avancées de la neurobiologie et leur application quant à ces points fondamentaux qui concernent :

- la plasticité cérébrale,
- les marqueurs somatiques,
- la différence entre conscience-noyau et conscience-étendue, seule capable de servir de support à un Moi autobiographique.

Mais qu'avons-nous à réparer, si nous nous référons au sujet de ce colloque : l'identité.

Et qu'est-ce que cette identité, sinon :

- le sentiment d'être soi, soit d'une certaine cohérence interne, qui fait qu'on va se reconnaître, à travers les différents pôles qui nous constituent : nos sentiments, nos émotions, nos choix de vies,
- mais aussi le sentiment de n'être pas « *comme l'autre* », ce qui implique à la fois : et notre propre droit à ne pas dire, penser et faire comme eux, et le droit des autres d'être ce qu'ils sont.

C'est la base même de notre apprentissage social et c'est la marche même qu'ont manquée les cas-limites...

Alors peut-être y a-t-il lieu de prendre le problème à l'envers et de considérer qu'à côté de l'individu conforme que nous envisageons, il y a place pour un autre type de « vivant » plus émotif, plus sensible, moins rationnel, et dont on apprécierait la différence…

Dès lors, quelle peut être la place de la sophrologie, au milieu de toutes ces considérations ?

Eh bien, elle est énorme, car elle nous ramène à ce que la sophrologie n'aurait jamais dû cesser d'être si l'on se rapporte à ses origines notamment sémantiques…

- non pas une « *boite à outils* », chargée de réparer tel ou tel dégât passager,
- mais d'abord et avant tout une « pédagogie » destinée à nous rappeler la profonde unité de la vie en nous, corps, émotions et raison confondus,
- et au-delà sans doute ce qu'elle s'est toujours plus ou moins défendue d'être, alors que c'est ce qui constitue sa véritable valeur : une philosophie du « vivant » ; ce que Spinoza appelait « *conatus* » ou l'art de persévérer dans l'être, quel que soit son environnement.

BIBLIOGRAPHIE

Antonio R. Damasio, *L'erreur de Descartes*, Odile Jacob, 2010
Antonio R. Damasio, *Spinoza avait raison. Joie et tristesse, le cerveau des émotions*, Odile Jacob, 2005
Antonio R. Damasio, *Le sentiment même de soi. Corps, émotions conscience*, Odile Jacob, 2018
Stanislas Dehaene, *Apprendre ! Les talents du cerveau, le défi des machines*, Odile Jacob, 2018

LES DYNAMIQUES DE L'IDENTITÉ « JE EST UN AUTRE »

Gérard THOURAILLE

Les mots et le langage constituent notre environnement immédiat au même titre sans doute que l'air que nous respirons ou que le sol sur lequel nous marchons. Aussi je partirai des mots et en l'occurrence du terme « identité ». Il désigne une similitude parfaite entre des objets au sens large ou, dit autrement, le fait qu'un individu est ce qu'il est tel qu'il est. Au cœur d'« identité » se trouve le pronom latin *idem* (le même) qui s'oppose frontalement à l'*alter* (l'autre). Ici, dans le cadre de pratiques relationnelles et humanistes, c'est bien sûr l'identité humaine qui nous intéresse : l'identité et non l'*identification* qui est affaire de cartes, de papiers et aujourd'hui d'objets connectés. Comment approcher cette identité humaine ? Comment discerner ses fondements et ses implications ? En quoi consiste l'identité propre de ce tout global et synergique qu'est un individu ? La question ne peut qu'interroger les sophrologues, eux qui s'adressent à notre indivision de chair et d'âme.

L'exposé propose une réflexion sur quelques-unes des dynamiques qui font notre identité. Considérons d'abord l'être humain en tant qu'organisme biologique. Les connaissances scientifiques sont bien sûr précieuses. Avant d'en évoquer plusieurs, j'insisterai sur un point. *Il existe un bon usage des connaissances scientifiques* et il est tout sauf dogmatique. Or aujourd'hui, sous la pression sans doute d'un désarroi ambiant et d'une inflation médiatique, on présente trop souvent le savoir scientifique comme un dogme à avaler sans réflexion ni discussion. Lors d'une conférence enregistrée consacrée à l'identité génétique, le généticien Antoine Danchin déplore cet état de fait dans lequel il voit une perversion du véritable esprit scientifique. Et il reprend une triade mythique, mythologique, présente dans de nombreuses cultures d'origine indo-européenne et étudiée par l'anthropologue linguiste Georges Dumézil (également le beau-père de Claude Lévi-Strauss) : la triade du prêtre, du guerrier et du laboureur. Le prêtre proclame la Vérité, le guerrier impose la Vérité au besoin manu militari, le laboureur travaille et vit avec cette Vérité. Selon Danchin notre situation contemporaine réédite souvent cette trilogie ancienne. Comme le prêtre de jadis, le savant énonce une vérité que les institutions et l'esprit du temps imposent largement à l'instar du guerrier d'autrefois. Tandis que la communauté humaine laborieuse admet cette vérité sans la discuter. Or, plutôt que d'être regardées comme des Vérités révélées et intouchables, les avancées de la Science mériteraient d'être prises pour ce qu'elles sont réellement, c'est-à-dire pour des ouvertures impliquant réflexion, discussion et débat.

Ainsi, poursuit-il, ne recevons pas la génétique comme un dogme déterministe. L'idée d'une invariance génétique et d'une identité fixe relève du fantasme et de l'irrationnel. N'étant pas un professionnel de la génétique, je me bornerai à souligner quelques aspects des processus biochimiques qui se déroulent dans chacune de nos cellules. À l'intérieur des chromosomes l'acide nucléique ADN comporte 4 types différents de molécules organiques. Au nombre de 3 milliards environ, elles se suivent à la queue leu leu. On appelle *codon* une succession, une séquence, de 3 de ces molécules parmi les 4 possibles. D'un codon à l'autre, leur ordre de succession varie en fonction de 64 combinaisons possibles. Cette multitude de codons forme les 30 000 gènes de notre ADN et stocke l'information génétique qui conditionne toute notre biologie. Par analogie on dira qu'il s'agit jusque-là d'un alphabet génomique à 4 lettres. Puis, après copie sur un autre acide nucléique servant de messager, ce dispositif moléculaire est transféré dans une autre zone de la cellule où il donne lieu (codage) à la synthèse des 20 acides aminés différents qui composent les protéines de notre corps. Celles-ci jouent un rôle majeur dans notre architecture et nos fonctionnements biophysiologiques. Via la synthèse des protéines la vie passe donc d'un alphabet génétique à 4 lettres à un alphabet protéique à 20 lettres. On appelle *code génétique* le système de correspondance, le *chiffre* au sens espion du terme, qui permet de traduire le texte de l'information génétique (écrite selon un alphabet chimique à 4 lettres) en un autre texte qui, lui, s'écrit selon un alphabet à 20 lettres (la chimie des protéines). Contrairement à un cliché répandu le code génétique n'est pas une réalité matérielle en soi mais une *relation*, une règle de traduction. Ces événements moléculaires n'ont en eux-mêmes aucun sens si l'on perd de vue qu'ils débouchent sur les protéines, c'est-à-dire sur la vie, sur la construction de notre chair avec ses métabolismes, son homéostasie et ses déroulements. De plus c'est nous, les vivants et pensants, qui donnons du sens à cette biochimie.

Mais cette mécanique génétique, qui semble procéder d'un déterminisme absolu, est en réalité puissamment influencée par un vaste environnement. Aujourd'hui l'*épigénétique* étudie les processus intra-cellulaires qui modifient l'expression de nos gènes. Elle montre que l'*épigénome* (et non le génome ADN) module, c'est-à-dire intensifie ou inhibe, l'activité des gènes et donc qu'il influe sur nos caractères et fonctions physiques. Elle montre aussi que ces événements épigénétiques résultent d'un environnement multiforme : biochimique, biologique, organique, écologique et aussi comportemental et socio-culturel. Le rôle de l'environnement n'est pas accidentel mais *consubstantiel.* Ceci redimensionne la notion même de transmission des caractères – soit au cours de l'incessante division de nos cellules, soit lors de la reproduction sexuée. « *Issue d'un modèle classique dépassé la notion de programme génétique apparaît aujourd'hui comme trompeuse* » écrit le généticien Jean-Louis Serre.

Poursuivons ce voyage qui mène vers les territoires mouvants de la psyché et de l'existence. Passons du génétique au neurologique. Les connaissances acquises dans ce domaine sont elles aussi précieuses. Ce qui n'empêche pas de s'interroger sur le statut actuel des neurosciences. En effet la triade évoquée par Dumézil et Danchin n'est pas si loin. Actuellement le savoir neuroscientifique ressemble beaucoup à la Vérité proclamée jadis par le prêtre. Souvent mal intégré, ce savoir est hâtivement généralisé par des médias qui le propagent comme un évangile. Je n'ai rien contre les données neurologiques (elles m'intéressent beaucoup depuis plus de 50 ans). Mais je constate qu'aujourd'hui certains s'en servent comme d'un paravent pour dissimuler les dimensions phénoménologiques du vécu humain. Non, la description et détermination scientifiques des assises neuronales de la conscience ou de l'empathie ne constitue pas et ne constituera jamais une connaissance de la conscience ou de l'empathie *en elles-mêmes*. Oui, notamment quand il s'agit de pratiques relationnelles humanistes, il est étrange et illogique d'occulter des aspects psycho-existentiels pour se polariser sur des images IRM ou sur des médiateurs chimiques.

Mais venons-en à notre identité neurologique bien comprise. Elle non plus ne connaît pas la fixité. Voici quelques chiffres : 85 milliards de neurones dans notre cerveau, plusieurs milliers de contacts entre un neurone et ses voisins, environ 1000 signaux électriques par seconde propagés sous forme d'influx par un seul neurone soit un milliard de milliards de signaux électriques par seconde dans l'ensemble du cerveau, 50 millions de connexions synaptiques par mm^3 de substance grise. Très vite je mentionnerai deux marqueurs importants de cette identité neurophysiologique, la *plasticité* cérébrale et la *neurogénèse adulte*. La plasticité du cerveau lui permet souplesse, adaptation et parfois réparation. « *Lors d'un apprentissage les ensembles de neurones changent leurs configurations... Ces nouvelles connexions se font en fonction de la demande... Tout se passe comme si les informations prenaient l'habitude de passer par les synapses nouvelles* » (Pr Yves Agid). Quant à la neurogénèse adulte et comme le montre encore tout récemment une étude espagnole qui vient d'être publiée, on a mis en évidence des productions de neurones dans le cerveau adulte et même âgé. Cette neurogénèse adulte infirme le dogme classique du non-renouvellement des cellules nerveuses après la toute première enfance. Encore un dogme scientifique qui s'écroule... Cette neurogénèse adulte reste assez limitée et concerne surtout l'hippocampe (petit repli du cortex temporal et assise importante des processus de mémoire). On pense que ce renouvellement neuronal partiel du cerveau adulte intervient grandement dans le développement et dans le maintien de la mémoire. Il participe donc à notre identité cérébrale et à sa plasticité.

À présent envisageons l'identité individuelle *regardée du « dedans ».* Intéressons-nous au *sentiment* de notre propre identité. Le sentiment de soi associe et conjugue la perception de son immédiate présence, celle de son corps ici maintenant, celle d'un monde spatial alentour, celle de leur durée et aussi celle de ce *je* qui est *moi-même.* L'*idem*, le parfaitement semblable, siège au cœur du *je suis* : je suis celle ou celui que je suis et tel(le) que je suis. Mais que signifie exactement ce *tel(le)* ? Le sentiment d'identité se double d'un sentiment de singularité et d'unicité : je suis moi seul(e) celle ou celui que je suis. La philosophie parle d'*ipséité.* Presque aussitôt, en arrière-plan ou de manière plus appuyée, vient la mémoire, le sentiment d'une vie passée et d'une histoire personnelle avec ses relations aux autres, ses moments saillants, ses événements ses tonalités affectives et avec déjà la sensation d'être soi-même. Le sentiment de soi est aussi le sentiment d'une persistance du sentiment de soi. À la fois *idem* et *ipse*, le moi (qui ne se confond pas avec le *soi)* n'est pas inné. Il ne surgit pas tout prêt, tout donné, tout formé, tout armé. Il s'inscrit toujours dans une certaine orientation, dans une certaine façon d'exprimer le réel, dans une certaine évolution socio-culturelle, en un mot dans une culture. Ainsi Pascal pensait que le moi est haïssable cependant que Descartes le concevait comme *ego cogito sum.*

La question qui se pose à nous est de savoir sur quoi se fonde le moi et à partir de quelles expériences identificatrices il se construit. La perspective psychogénétique introduite par la Psychanalyse s'avère intéressante et notamment la problématique du *moi-peau* magnifiquement développée par Anzieu et celle dite du *stade du miroir.* L'étude d'Anzieu met en lumière d'étroits rapports entre peau et psyché au long d'une relation où chacune des deux s'étaye sur l'autre. À l'instar de la surface cutanée qui nous enveloppe, nous sépare du monde et contient nos organes, la psyché se constitue comme un contenant de contenus (images, rêves, idées, sentiments). Dès l'aube de sa vie et sur la base de ses expériences de peau, l'enfant se représente « *comme moi contenant les contenus psychiques* », comme un intérieur délimité et protégé des invasions du dehors. L'enveloppement n'évoque pas seulement l'anatomie ou la géométrie. Il concerne aussi l'espace de la représentation mentale et donc l'identité propre du sujet. Le *moi-même* de chacun suppose le *moi-peau* de l'enfant. Aussi les notions d'enveloppes et d'enveloppement ont-elles un retentissement immense. D'où le non moins immense intérêt thérapeutique de pratiques à médiation corporelle, dont celles de la Sophrologie, pour restaurer des enveloppes psychiques déficientes et pour renforcer une identité personnelle. C'est pourquoi, lors d'une recherche métasophrologique assez récente, nous avons rangé les enveloppes et l'enveloppement parmi quelques grandes configurations de la vie qui sont aussi des tensions énergétiques et que nous avons nommées des *Universels Corporels Inconscients*.

Théorisé par Lacan, Françoise Dolto et d'autres, le stade du miroir désigne une succession d'expériences faites par l'enfant typiquement entre 6 et 18 mois. Avant cette période son reflet dans la glace est pour lui un autre bébé. Après cette période l'enfant sait qu'il s'agit de son reflet. Durant cette période il découvre donc son unité corporelle, son entièreté, et il éprouve du plaisir narcissique au spectacle de cette image non morcelée. Ce moment *spéculaire jubilatoire* est une étape décisive dans la maturation de l'image du corps qui devient alors principalement une forme visuelle renvoyée par le miroir. À partir de quoi le moi enfant puis le moi adulte s'identifie très largement à cet aspect *imaginaire* au sens premier du terme.

Pivot et capteur de l'identité individuelle, le moi suppose le miroir qui renvoie à l'image du corps qui, elle, suppose le schéma corporel. Nous voilà au plus près de la Sophrologie. *Stricto sensu* le schéma corporel est une représentation quantitative plus ou moins consciente du corps, de son étendue, de ses segments et parties, de sa position dans l'espace. Comme toute sensorialité il s'appuie sur un processus neurophysiologique qui associe une réception d'informations, la transmission de ces informations par voie sensitive et une construction corticale (surtout dans les circonvolutions pariétales ascendantes du cerveau). Ce processus aboutit à un schéma topique du corps qui constitue une assise majeure de l'image du corps joliment définie par Françoise Dolto comme la *synthèse vivante de nos expériences émotionnelles*. Le schéma corporel peut aussi devenir un tremplin pour la connaissance et l'approfondissement de soi. Le fameux principe du « schéma corporel comme réalité vécue » indique en fait et postule une intégration du schéma corporel *dans* notre vécu. Il s'agit d'une simplification existentielle au cours de quoi le sujet prend conscience de son corps tel qu'il est, ici maintenant, là, avec un monde en horizon. Sans détour ni fioriture la personne s'*ajoute* à sa simple présence, à sa simple réalité. Et, comme le pose une notion connue en Sophrologie, cette réalité est objective. Mais comprenons le mot « objective » au sens husserlien d'*objet de la conscience*.

Bien que nécessaire à notre constitution individuelle, la représentation d'un moi peut aussi devenir une façade statique et rassurante qui cache des dynamiques inhérentes à la vie. Dans un de ses textes le philosophe Paul Ricoeur distingue la *mêmeté* et l'identité. La mêmeté c'est une fixité, une immobilité analogue par exemple à la structure immuable du cristal. L'identité humaine est bien autre chose. Elle a l'épaisseur charnelle de la présence et la densité physique d'un soi vivant, avec ses variations, ses méandres et ses complexités. Cette identité-là ne coïncide pas avec l'image d'un *moi-même* réfléchie par des miroirs (réels ou figurés). L'impermanence travaille ses territoires changeants. Tandis que la mêmeté abolit le temps, l'identité le suppose et le fréquente. Ce compagnonnage avec le temps a pour nom *existence*. Exister consiste à cheminer en pleine temporalité à la manière d'un marcheur qui chemine en plein air. Notre vie est foncièrement dynamique. Les innombrables situations qui la remplissent et qui façonnent nos jours se fondent sur l'impermanence c'est-à-dire sur le temps. Sans cesse nous sommes en mouvement. Sans cesse nous échappons à la fixité. Sans cesse nous sommes de sortie. Sans cesse nous sommes ce que nous devenons. Là réside sans doute notre identité la plus profonde et la plus intime.

Cette mouvance opère un continuel passage du Même à l'Autre, de l'*idem* à l'*alter*. « Autre » signifie ici les autres personnes et aussi tout ce qui n'est pas au départ le soi-même de chacun – mais qui finalement le devient. Lorsque je prends conscience de quelque chose hors de moi, ce quelque chose se situe bel et bien aussi dans mon champ d'expérience et d'existence. D'une certaine façon l'en-dehors se trouve aussi en-dedans. Cet autre, au départ étranger, fait maintenant partie de ma propre présence. Par quelque côté qu'on l'examine, notre individualité à chacun suppose et comporte une multitude de passages du même à l'autre : une multitude de présences de l'autre dans le soi de chacun. Ce positionnement de l'autre dans le même est très général. Ainsi le gène implique un autre, la protéine, et ils se réunissent tous deux dans une identité biologique qui implique encore un autre, à savoir l'environnement qui fait partie intégrante de cette identité biologique. Ainsi chaque organisme humain contient dix fois plus de bactéries que de cellules et ces étrangères, les bactéries, participent pleinement à son identité physiologique. Ainsi la plasticité cérébrale désigne conjointement l'adaptation du cerveau à des conditions nouvelles, donc autres, et l'intégration de ces données autres dans une identité neurologique nouvelle. Ces cas et tant d'autres encore montrent que l'autre est *consubstantiel au même*. Y compris dans notre vie de relation. Y compris en situation sophronique. Les quelques mots qui vont terminer l'exposé en témoignent. Voici longtemps ils furent écrits juste après une relaxation dynamique où j'étais sophronisant. Les voici :

« *Mon corps est là debout, mobile puis immobile puis mobile à nouveau... Ça bat et bat dans ma poitrine... Jusqu'aux confins du corps... chaude, la vie bat et bat... Le souffle se fait et se refait, sans cesse, sans lassitude ni cesse... Comme une vague, comme la mer... À chaque fois de l'air entre en moi, de l'air passe en moi, de l'air sort de moi... À chaque fois le monde vient en moi, le monde passe en moi, le monde est en moi... Le monde, cet Autre immense avec toutes les choses du dehors qui le peuplent... À chaque fois cet Autre immense vient en moi, passe en moi, est en moi... Mes bras se lèvent, mes coudes se tendent, mes doigts se serrent, ma colonne vertébrale s'étire... Je me fonds dans ces mouvements, je me glisse dans cette gestuelle... Je suis par cette dynamique qui se fait et qui me fait... Le moi-même d'il y a un instant n'est déjà plus... À chaque fois je suis moi et je ne suis plus moi... À chaque fois je suis plus que moi... À chaque fois* je est un autre ».

CULTURES LOCALES, IDENTITÉ ET SOPHROLOGIE DÉPASSER LES CLIVAGES À TRAVERS L'OUVERTURE ET L'ENRICHISSEMENT MUTUEL

Xavier BORRIGLIONE

Introduction :

La quête de l'identité culturelle et surtout la crainte de sa perte, sont au cœur des préoccupations des citoyens en France, en Europe et bien au-delà. Socialement, cette quête et surtout cette crainte rendent particulièrement clivante, et parfois inquiétante, la notion d'identité culturelle.

Pourtant, les cultures locales portent un formidable potentiel d'enrichissement des individus et des groupes d'individus entre eux.

Cette présentation a pour but de préciser en quoi la défense des identités culturelles peut s'avérer problématique, mais aussi combien la disparition des cultures locales peut affecter la constitution de l'identité d'un individu.

Enfin nous verrons qu'il existe heureusement des possibilités de promouvoir les cultures locales dans l'ouverture, en lien avec une vision sophrologique de la construction identitaire.

Propositions de définitions :

Pour définir la notion de culture locale, nous pouvons simplement donner et associer les définitions des mots « culture » et « locale » :

- Par culture, nous entendons « *Un ensemble de connaissances, de savoir-faire, de pratiques, communes à un groupe d'individus* »

- Locale (ou régionale) parce qu'elle est rattachée à la géographie physique et humaine d'une région

Les caractéristiques d'une culture locale :

Une culture locale est généralement portée par une langue locale et par un patrimoine de savoir-faire largement populaire au sens où il se transmet potentiellement à travers toutes les couches sociales et notamment au sein de la famille. Ces savoir-faire peuvent toucher à tous les domaines artistiques : musique, danse, littérature, arts plastiques... Mais également aux activités artisanales, culinaires, agricoles et d'aménagement des territoires et des paysages.

La langue locale, vecteur de la transmission de la culture locale, notamment dans les familles, va créer des spécificités, relationnelles, des modes de communication entre les individus. En lien avec la sophrologie, une de ces spécificités a pu être mise en lumière à travers la conférence d'Anne de Villepin lors du congrès de Saint Raphaël en 2018, « *Une histoire de piaille* », dans laquelle le trouble de la petite patiente était en lien avec une communication marquée par les pratiques relationnelles et les croyances d'une culture créole.

Pour continuer à évoquer les liens possibles entre les cultures locales et la pratique de la sophrologie, on peut considérer que l'imaginaire du sophrologue comme celui du patient peuvent être stimulés par le patrimoine culturel et environnemental local associés. Ainsi à travers des pratiques, notamment en groupe, il sera intéressant d'évoquer des vécus liés à la culture locale, des ressentis autour des 5 sens, qui seront autant de passerelles concrètes entre le quotidien des patients et une part de leur pratique de la sophrologie, les deux s'enrichissant mutuellement.

L'identité culturelle

Elle consiste pour un individu où un groupe en sa capacité à se distinguer et se définir à travers des spécificités culturelles. La notion d'individu me paraît essentielle dans cette définition car c'est bien lui, l'individu, et non la culture elle-même qui possède une identité. De ce fait l'identité culturelle devient pour moi une notion personnelle et dynamique. Parler d'identité bretonne, niçoise, ou même d'identité nationale n'a pour moi que très peu de sens. Pourtant une culture locale, tout comme la sophrologie participent à la construction de l'identité d'un individu. Je considère les cultures locales et la sophrologie comme des ressources pour la construction de l'identité.

Les mécanismes d'une identité clivante et limitante

Le point de départ d'une telle identité clivante provient pour moi des deux positionnements associés suivants :

- Mon identité culturelle est la seule valable à l'endroit où je vis.
- Toute autre identité culturelle sur mon lieu de vie constitue une menace.

En tant que sophrologue, il m'apparaît évident que la peur est l'émotion motrice de ces deux affirmations erronées ou pour le moins excessives. Pour autant, force est malheureusement de constater que nombre de nos concitoyens vivent leur manque à être, ou leur quête identitaire à travers ces deux *drivers*.

Comme l'histoire a pu le montrer à de maintes reprises dans des passés douloureux, la pression économique accentue la défiance vis à vis de ce qui nous paraît différent : « *L'autre, différent, contribue, voire est la source de ma précarité* ». Cela me paraît hélas d'une actualité brûlante avec en plus, le fait que cet « autre », lui aussi, est aujourd'hui bien souvent dans la défiance, dans le refus du respect de la culture régionale ou nationale du lieu de vie qui est sensé l'accueillir. Les intégrismes identitaires ne sont pas l'apanage d'un groupe d'individus plus que d'un autre, et ils se nourrissent copieusement les uns les autres...

La réponse limitante du centralisme culturel

Devant cette menace de fragmentation communautaire ou régionaliste que pouvait porter les cultures locales, de nombreux états, dont l'état français, se sont mobilisés au nom du maintien de la cohésion de la nation. Ainsi, à la fin du XIXe et au début du

XXe siècles, l'état français a lutté pour la disparition des langues régionales qui portaient les cultures locales des régions de France. Les élèves de l'école publique mais également des écoles catholiques avaient interdiction de pratiquer la langue maternelle locale de leur région sous peine de châtiments corporels ou d'humiliations.

Ainsi peu à peu le caractère maternel de ces langues locales s'est éteint dans notre pays. Avec la disparition de ce caractère maternel, c'est tout le support et toute la vie de la culture locale, et une grande partie des repères des habitants d'un lieu de vie, qui perdent peu à peu de leur sens...

Ce procédé, employé encore plus brutalement dès le XVe siècle par les puissances coloniales latines en Amérique du Sud a plongé des millions d'individus dans un monde vidé de son sens. Les anthropologues ou sociologues contemporains affirment que ce processus est empreint d'une grande violence symbolique et structurelle. Certains, comme Serge Latouche, parlent de « *colonisation de l'imaginaire* », une métaphore qui parlera tristement à la conscience d'un sophrologue...

On peut encore citer l'exemple des « *residential schools* » en Amérique du Nord, encore nommés « *pensionnats autochtones* » au Canada francophone. Ces établissements internaient de force 10 mois par an les Amérindiens entre l'âge de la maternelle et celui du lycée. Leurs cheveux étaient coupés court, ils étaient revêtus d'un uniforme et avaient interdiction formelle de parler leurs langues ou de pratiquer le moindre jeu ou coutume locaux. Sur 150 000 pensionnaires au Canada entre 1820 et 1969, plusieurs milliers sont morts dans ces établissements. Pour ceux qui en sont revenus, les taux de suicide, d'addiction et de dépression ont été considérablement plus élevés que pour le reste de la population.

En 2015, Justin Trudeau, premier ministre du Canada, a demandé solennellement pardon aux populations autochtones victimes de ces internements. L'effet de ces pensionnats a officiellement été reconnu comme un « *génocide culturel* » par le gouvernement canadien.

Globalisation et cultures locales : la grande dilution...

La globalisation ou mondialisation de l'économie, avec ses contraintes de rentabilité à court terme et ses moyens de communication planétaires, fait la promotion d'une culture, ou d'une « acculturation » de masse qui écrase les cultures locales et nationales.

La culture dominante devient celle de la consommation des mêmes nourritures, tenues vestimentaires, objets technologiques ou même des « *ouvrages culturels* » qui inondent quasi simultanément l'intégralité du globe.

Après les pressions exercées par les nations sur les langues locales, c'est maintenant au tour des langues nationales de subir la pression de l'Anglais commercial tout autour du monde.

Pour conserver un lien avec la sophrologie on pourrait citer ici A. Caycedo qui déclarait déjà en 1977 : « *La société de consommation ou civilisation des masses, précipite l'individu dans un monde sans signification* ».

Préserver/promouvoir l'identité culturelle

À ce niveau-là de la présentation, nous avons constaté que la défense des cultures locales autant que la volonté de les faire disparaître, pouvait s'avérer dommageable pour la construction de l'identité d'un individu.

Comment alors imaginer, une préservation, une promotion des cultures locales qui restent positives ?

Je pense pour cela que cette préservation et cette promotion doivent rester ouvertes et vivantes.

- Ouvertes : à un public le plus large possible en termes de différences culturelles, de provenances géographiques, de générations, de genre...
- Vivantes : au sens participatif, en invitant le public à jouer un rôle actif dans la promotion.

Cela passe nécessairement par le fait de placer au-dessus des valeurs locales, les valeurs universelles que sont l'écoute, le respect, la tolérance, la non-violence. Valeurs qui sont proches de celles recherchées dans la pratique de la sophrologie.

Concrètement, la mise en pratique de cette promotion ouverte et vivante peut passer par la diffusion d'événements festifs autour du partage de la musique, de la danse, du théâtre, de la nourriture...

Ces événements pourront être accompagnés, sur du plus long terme, d'actions de formation : à la langue, aux activités artistiques, artisanales, culinaires...

Conclusion : quel sens et quelle conscience ?

En lien avec nos pratiques et notre philosophie de la sophrologie, quel sens peut-on donner à cette promotion des cultures locales ?

Nous avons vu qu'elles peuvent participer positivement à la structuration de l'identité des individus notamment en leur permettant de créer du lien, de partager des émotions positives, de stimuler créativement leur 5 sens.

Les cultures locales peuvent être ressenties et vécues comme des ressources externes tant pour nous sophrologues que pour nos patients. Elles sont potentiellement porteuses de sens.

Tout comme la sophrologie les cultures locales peuvent nous inviter à mieux nous connaître, à mieux connaître les autres et notre environnement, et donc à élargir le champ de notre conscience.

ANNEXE : Pratique intégrant l'identité culturelle

Je vous propose de vous installer confortablement dans la position la plus propice à votre détente, si vous le souhaitez, vous pouvez fermer les yeux, et vous vous centrez sur votre respiration, une respiration abdominale douce et paisible... Sur chacune de vos expirations, vous prononcez mentalement le mot « calme » et vous allez laisser ce calme et la détente s'installer dans tout votre corps depuis le haut de la tête, jusqu'à l'extrémité de vos pieds. En passant par le cou, les épaules, l'arrière et l'avant de votre corps, le ventre, le bas ventre et tous les muscles des jambes... Vous vous installez dans cette détente... Vous la laissez circuler dans tout votre corps au rythme de votre respiration.

Puis dans cet état de détente, je vous propose de vous projeter par une belle journée, lumineuse, sur un chemin de montagne...

À votre rythme, vous cheminez agréablement dans ce paysage de montagne et ce chemin vous conduit à un alpage qui domine toute la vallée et perché sur cet alpage, un hameau qui visiblement prépare un repas de fête... Il y a là des chaudrons fumants au-dessus de feux de bois, des villageois qui s'affairent à dresser des tables et des musiciens qui installent leurs instruments.

À l'entrée du hameau un vieil homme vous accueille dans la langue de son pays... Vous pouvez simplement accueillir la sonorité, la mélodie et le rythme de cette langue si elle ne vous est pas directement compréhensible : Hòu bravoi gens, escoutes cantar la lengo d'aquel pais, eno lengo que ti di que quouro ti sentes pichoun dins lou mounde, ti cal mete li tieu pins sus un cami de mountagno e piar aqui n'amoun. D'aqui n'amoun veiras lou mounde coumo es, ni tro pichin ni tro gran, ni tro bel ni tro brut et tu tamben ti veiras coumo sies, ni tro pichin ni tro gran, ni tro bel ni tro brut e eiro, poudes veni faire festo me nautres.

Ce que vous a dit cet homme c'est : « écoute chanter la langue de ce pays. Une langue qui te dit que lorsque tu te sens petit en ce monde, il te faut mettre tes pieds sur un chemin de montagne et monter ici tout en haut. D'ici tu verras le monde comme il est, ni trop petit ni trop grand, ni trop beau ni trop mauvais et toi aussi, tu te verras comme tu es, ni trop petit ni trop grand, ni trop beau ni trop mauvais, et maintenant tu peux venir faire la fête avec nous ».

Alors vous suivez les conseils du vieil homme et vous vous installez à table, tous vos sens en éveil : vous observez les formes les couleurs, la luminosité, la joie des villageois, les danseurs... vous êtes attentifs aux odeurs qui vous parviennent, les odeurs de la nature, celle de la fumée des feux de bois, le parfum de la nourriture dans les chaudrons puis dans votre assiette, vous goûtez ces plats de fête... Vous percevez des sons de la nature, et ceux de l'effervescence du village : les chants et la musique... Vous vous sentez bien, en relation avec cette nature et ceux qui l'habitent.

Puis vous portez votre attention au niveau de la plante de vos pieds bien posés à plat, et vous imaginez de puissantes racines dans laquelle la vie circule, qui partent de la plante de vos pieds. Et dans cette vie qui circule à travers ces racines vous imaginez la part de vie de vos ascendants, tous ceux qui vous ont précédé. Où sont leurs racines, quelles étaient leur vie, leurs identités culturelles ? Peut-être le savez-vous, peut-être pouvez-vous l'imaginer, le ressentir... Puis prenez maintenant conscience des racines de tous les gens autour de vous, les racines de tous les êtres humains, toutes différentes mais qui convergent toutes vers un même centre, un même point de départ... Ainsi dans ce hameau de montagne, vous vous sentez bien à travers vos racines et vous vous sentez en lien avec les racines des autres êtres humains.

Puis toujours dans ce paysage ouvert de montagne, vous prenez conscience du haut de votre corps, dans l'ouverture également. Attentifs et ouverts à tous les possibles, présents et à venir. Et vous allez chercher à percevoir l'ouverture des autres participants autour de vous, installés dans leur hameau de montagne, ouverts sur tous leurs possibles... Et simplement vous allez établir le contact de vos mains de part et d'autre de votre corps, avec la main de votre voisine, de votre voisin, et vous placez dans vos mains tout le meilleur de ce que vous percevez de votre identité... Et vous ressentez que de main en main, circule tout ce que vous partagez et vous recevez également tout le meilleur de ce que les autres participants ont mis en circulation...

Vous repensez aux paroles du vieil homme, vous vous sentez à votre place dans ce monde, et vous vous dites qu'il est temps de redescendre continuer à partager la fête de ce congrès avec les autres participants et les autres intervenants que vous allez retrouver en reprenant un peu de tonicité musculaire, quelques profondes inspirations, puis en ouvrant les yeux.

CLÔTURE DU CONGRÈS

Claudie TERK-CHALANSET

Au terme de ces journées pleines et denses où chacun a pu glaner des idées, des images, des concepts et une vision du monde, nous l'espérons, qui prône l'esprit d'ouverture et de tolérance, celui dans lequel se reconnaît la SFS, je ne peux éviter un discours de sous-préfet, savez-vous si on dit sous-préfète… Je crois que oui maintenant, récemment.

Bref, j'aimerais qu'il soit le plus réduit possible, de chaleureux remerciements à tous, tout d'abord, notre présidente, Mme Claude Chatillon, qui, par ses initiatives, son esprit de décision, et la clarté de ses positions a rendu possible cette manifestation, donnant envie à de nombreuses personnes d'y être présentes.

Notre trésorière ensuite, Mme Isabelle Fontaine, qui s'est dépensée tout au long de l'année avec une grande disponibilité pour en assurer l'intendance, aidée en cela par Mme Chantal Biwer, membre du CA, qui, malgré les difficultés et les grèves diverses ayant émaillé nos réunions, a été présente à chaque fois que c'était nécessaire.

Merci à nos deux secrétaires, Laurette Gillot et Christine Varnière, qui assurent un travail régulier et de qualité pour répondre, le sourire aidant, aux demandes de renseignements, inscriptions et questions diverses. Sans oublier notre Webmaster et ami M. Jean-Pierre Barasz. Je souhaiterais également remercier chacun, chacune de nos bénévoles, Mona, Wendy, Emmanuelle, Myriam, Eugénie, Marcio, Aurélie, Patricia, Fatima, pour leur précieux concours. Depuis cette année, Mme Judith Dumas, au sein du CA, s'est occupée de la communication, lui donnant une impulsion nouvelle, avec un professionnalisme que nous n'avions pas encore atteint.

Merci à l'ASIEM de nous offrir cet accueil, dans cette salle familière, qui héberge nombre de congrès de manière confortable et conviviale.

Et surtout, merci à vous tous d'y avoir été présents, nombreux et attentifs, curieux de la pluridisciplinarité de conférenciers d'horizons et de formations diverses. Chacun, nous l'espérons, aura eu le plaisir d'y trouver des passerelles faisant écho à leur propre parcours professionnel. Nous sommes tous bien conscients de la nécessité de constantes ou au moins fréquentes remises en question qui bousculent nos certitudes, luttant parfois contre nos ancrages pourtant bien confortables.

Le thème retenu cette année, d'une actualité brûlante, a été traité par chacun à partir de son propre système de pensée, avec le désir de nous communiquer sa rigueur et son professionnalisme.

Même si, Pierre Coret le disait je crois, nous avons tous nos références théoriques, notre parcours, nos maîtres, nous restons en quête d'un constant approfondissement de nos connaissances et voies de recherches. C'est sans doute le but premier de nos congrès.

Nous avons été invités cette année à être présents au Forum des Sociétés Savantes et c'est avec plaisir que nous avons participé à cette réunion sur « *la transmission des savoirs* ».

A été créée également chez L'Harmattan une collection dédiée à la Société Française de Sophrologie qui édite chaque année les Actes du congrès. Vu la régularité de nos parutions, cela s'est fait assez simplement. J'ai reçu les chiffres de vente de ces ouvrages, sur 5 ans ont été vendus 5 614 exemplaires, ce qui est une diffusion des plus honorables. Important pour la SFS.

Mais l'est tout autant d'améliorer l'image de marque de la sophrologie pour le grand public, de la faire connaître comme ce qu'elle est réellement, en luttant, comme c'est toujours mon souhait, contre la banalisation.

Que la diffusion et le développement de ce qui fait notre spécificité pénètre et s'implante dans d'autres milieux, l'Hôpital, l'Éducation Nationale, le Sport de haut niveau, l'Entreprise, les milieux artistiques, c'est notre désir, mais qu'elle soit relayée par des acteurs de terrain de qualité, ce qui est votre rôle à tous, peut-être encore plus crucial.

Voilà. J'avouerais personnellement une pointe de regret qu'il n'y ait pas eu en ces temps de mutations géographiques de populations plus de curiosité et d'accueil pour les cultures d'ailleurs et leurs invariants, ceux qui se cachent derrière l'infinie diversité des mythes, comme avaient pu en éprouver il y a longtemps Claude Lévi-Strauss et Françoise Héritier, ou l'écoute d'un Tobie Nathan par exemple…

Et je voudrais pour terminer vous citer une phrase de Lévi-Strauss justement, une phrase de colère concernant la dévastation des derniers territoires indiens qui date, la phrase en tous cas, de 1995, et qui sonne étrangement d'actualité :

« Expropriés de notre culture, dépouillés des valeurs dont nous étions épris – pureté de l'eau et de l'air, grâces de la nature, diversité des espèces animales et végétales – tous indiens désormais, nous sommes en train de faire de nous-mêmes ce que nous avons fait d'eux ».

Qu'ajouter ?

Il dit aussi : *« le monde a commencé sans l'homme et il s'achèvera sans lui ».*

À méditer.

À nous de faire mentir cette prévision pessimiste et pour oublier cette note mélancolique, j'aimerais poser une certitude qui est pour moi que si la sophrologie peut apporter sa pierre, sa contribution au processus de conquête de soi, d'harmonie intérieure et avec le monde extérieur, c'est par les valeurs qu'elle prône, par les ressources qu'elle enrichit, mais aussi par l'espérance qu'elle suscite, et c'est notre espérance à tous.

Je vous remercie de votre attention.

LISTE DES INTERVENANTS

Xavier BORRIGLIONE
Sophrologue, membre de la SFS

Alice CHALANSET
Professeur agrégée de philosophie retraitée

Claude CHATILLON
Sophrothérapeute, présidente de la SFS

Michèle DECLERCK
Psychologue clinicienne, sophrothérapeute, psychanalyste, membre de la SFS

Claudine DENNER
Sophrologue, sophrothérapeute, artiste plasticienne, diplômée de l'Université des patients en cancérologie – Sorbonne Université, membre de la SFS

Dr Alain DONNARS
Docteur en médecine, psychiatre, psychanalyste

Isabelle FONTAINE-GASPAR
Psychologue clinicienne, sophrothérapeute, trésorière de la SFS

Dr Benoit FOUCHÉ
Médecin, psychothérapeute, sophrothérapeute, membre du CA de la SFS

Corinne GOFFAUX-DOGNIEZ
Docteur en kinésithérapie, master en sophrologie caycédienne, membre de la Société Belge de Sophrologie et Relaxation

Dr Yannick JOUAN
Médecin, psychosomaticien, sophrologue, acupuncteur, membre de la SFS

Bénédicte DE MONTENAY
Psychologue, psychothérapeute, sophrologue, membre de la SFS

Philippe PAQUIER
Sophrologue, doctorant en philosophie, membre de la SFS

Nathalie ROUX
Sophrologue, membre de la SFS

Luc STRENNA
Professeur de philosophie en retraite

Dr Claudie TERK-CHALANSET
Docteur en chirurgie dentaire honoraire, Docteur de l'Université René Descartes – Paris V, psychanalyste, sophrothérapeute, vice-présidente de la SFS

Gérard THOURAILLE
Philosophe, sophrothérapeute, membre de la SFS

TABLE DES MATIÈRES

Structures éditoriales du groupe L'Harmattan

L'Harmattan Italie
Via degli Artisti, 15
10124 Torino
harmattan.italia@gmail.com

L'Harmattan Hongrie
Kossuth l. u. 14-16.
1053 Budapest
harmattan@harmattan.hu

L'Harmattan Sénégal
10 VDN en face Mermoz
BP 45034 Dakar-Fann
senharmattan@gmail.com

L'Harmattan Cameroun
TSINGA/FECAFOOT
BP 11486 Yaoundé
inkoukam@gmail.com

L'Harmattan Burkina Faso
Achille Somé – tengnule@hotmail.fr

L'Harmattan Guinée
Almamya, rue KA 028 OKB Agency
BP 3470 Conakry
harmattanguinee@yahoo.fr

L'Harmattan RDC
185, avenue Nyangwe
Commune de Lingwala – Kinshasa
matangilamusadila@yahoo.fr

L'Harmattan Congo
67, boulevard Denis-Sassou-N'Guesso
BP 2874 Brazzaville
harmattan.congo@yahoo.fr

L'Harmattan Mali
Sirakoro-Meguetana V31
Bamako
syllaka@yahoo.fr

L'Harmattan Togo
Djidjole – Lomé
Maison Amela
face EPP BATOME
ddamela@aol.com

L'Harmattan Côte d'Ivoire
Résidence Karl – Cité des Arts
Abidjan-Cocody
03 BP 1588 Abidjan
espace_harmattan.ci@hotmail.fr

L'Harmattan Algérie
22, rue Moulay-Mohamed
31000 Oran
info2@harmattan-algerie.com

L'Harmattan Maroc
5, rue Ferrane-Kouicha, Talaâ-Elkbira
Chrableyine, Fès-Médine
30000 Fès
harmattan.maroc@gmail.com

Nos librairies en France

Librairie internationale
16, rue des Écoles – 75005 Paris
librairie.internationale@harmattan.fr
01 40 46 79 11
www.librairieharmattan.com

Lib. sciences humaines & histoire
21, rue des Écoles – 75005 Paris
librairie.sh@harmattan.fr
01 46 34 13 71
www.librairieharmattansh.com

Librairie l'Espace Harmattan
21 bis, rue des Écoles – 75005 Paris
librairie.espace@harmattan.fr
01 43 29 49 42

Lib. Méditerranée & Moyen-Orient
7, rue des Carmes – 75005 Paris
librairie.mediterranee@harmattan.fr
01 43 29 71 15

Librairie Le Lucernaire
53, rue Notre-Dame-des-Champs – 75006 Paris
librairie@lucernaire.fr
01 42 22 67 13

www.ingramcontent.com/pod-product-compliance
Lightning Source LLC
LaVergne TN
LVHW010934061026
849535LV00007B/2390